Dr. Sültz

Pflegetagebuch XXL

für 6 Wochen -
auch für Menschen mit Demenz -

inkl. Erinnerungstherapie-Protokoll

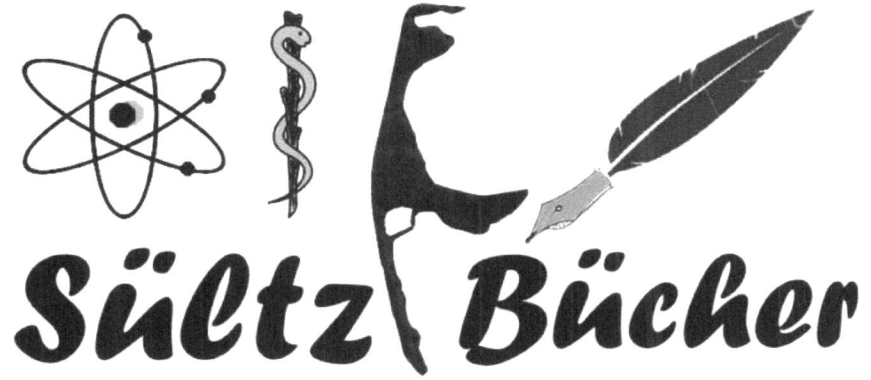

BoD – Books on Demand

Norderstedt 2019

Bibliografische Informationen durch die Deutsche Nationalbibliothek.

Die Deutsche Nationalbibliothek verzeichnet diese Publikation in der Deutschen Nationalbibliografie; detaillierte bibliografische Daten sind im Internet über http://dnb.dnb.de abrufbar.

Herstellung und Verlag:

BoD – Books on Demand, Norderstedt

ISBN   9-78374-8-17903-0

Pflegebedürftiger:
Name/Vorname: Adresse: geboren am:

Unterschrift:
Gesetzliche/r Vertreter/in, Bevollmächtigte/r,
Betreuer/in:
Name/Vorname: Adresse: Telefon:

Unterschrift:
Person/en, die das Tagebuch führen:
Name/Vorname: Adresse: Telefon:

Unterschrift:
Name/Vorname: Adresse: Telefon:

Unterschrift:

Verordnete Medikamente:

Menschen, die ihren Alltag nicht mehr alleine bewältigen können, sowie dauerhaft auf Hilfe angewiesen sind, haben Anspruch auf einen Pflegegrad. Der Begriff der Pflegebedürftigkeit wurde nun, seit 2017, von körperlichen Einschränkungen auf geistige- und seelische Beeinträchtigungen erweitert. Wer früher die Pflegestufe 0 bei Demenz erhielt, erhält heute den Pflegegrad 2. Dies ist seit 2017 mit dem Zweiten Pflegestärkungsgesetz verabschiedet worden. Nun besteht der Anspruch auf Pflegemittel, Verhinderungspflege, Zuschüsse für Maßnahmen zur Verbesserung des individuellen Wohnumfelds und Anspruch auf Leistungen zur Tages- und Nachtpflege. Ebenso besteht ein Anspruch auf einen monatlichen Entlastungsbetrag. Quittungen und Belege sollten gesammelt werden.

Beim Verlauf von Demenz und Alzheimer gibt es Unterschiede. So verschlechtert sich bei der gefäßbedingten Demenz der Zustand in der Regel schubweise. Heute hat man den Eindruck, dass sich das Gedächtnis und der Allgemeinzustand verschlechtert haben und morgen sieht es wieder besser aus. Bei der Alzheimer-Demenz verschlechtert sich der Zustand kontinuierlich. Alle Veränderungen lassen sich in dieses Tagebuch eintragen.

Dem Demenz- und Alzheimer- Patient hilft das Üben von Tätigkeiten im Alltag und die Aktivierung von Geist und Körper. Eine regelmäßige Anregung und Aktivierung kann durch Vorlesen, positive Gespräche, Ansehen von Bildern, Urlaubserinnerungen und Filmen geschehen. Auch Musik, die früher gehört wurde, Spiele und Malen, gehören dazu.

Unsere Familie ist auch betroffen. So entstanden unsere Gesundheits-Tagebücher. Nach der Diagnose wurde die Ernährung umgestellt und sofort damit begonnen zu üben… jeden Tag. So konnten wir noch eine lange Zeit die Erinnerungen retten und uns gemeinsam an diese Zeit erfreuen. Aus eigener Erfahrung entstand auch unser Zeit-Modul. … Es ist und es wird immer der geliebte Ehepartner, Partner, Familienangehörige oder Mutter und Vater bleiben. Wir lieben und ehren sie oder ihn.

Anleitung:

Beginnen Sie an einem Tag Ihrer Wahl, nehmen wir den Sonntag, und füllen Sie jedes Modul aus. Heute heißt es Modul, man könnte auch Kategorie sagen. Im ersten Modul wird etwas über die Mobilität eingetragen. Liegt eine Bettlägerigkeit vor? Muss die Pflegekraft die Person umbetten? Dann wird das X bei UNSELBSTSTÄNDIG gemacht. Klappt das Treppensteigen SELBSTSTÄNDIG oder nur mit Hilfe?

Im zweiten Modul werden Fähigkeiten des Miteinanders abgefragt. Werden Personen erkannt? Können Gespräche geführt werden? Können Entscheidungen noch selbst getroffen werden? Hier werden Kreuze bei FÄHIGKEIT VORHANDEN bis zu FÄHIGKEITEN NICHT VORHANDEN gesetzt.

Wie sieht es mit der nächtlichen Ruhe aus? Oder einem aggressiven Verhalten, durch die Krankheit bedingt, aus? Kommt es NICHT VOR oder HÄUFIGER? Auch hier bitte das X in die richtige Spalte eintragen.

Im Grunde erklären sich alle Module oder Bereiche von selbst. Vom Anziehen bis zur Tabletteneinnahme wird alles ausgefüllt.

Bei der Krankheit DEMENZ kann noch ein Erinnerungs-Protokoll erstellt werden. Wird sich noch an die Hochzeit erinnert oder an das Essen vor einer Stunde?

Am nächsten Tag werden Veränderungen in den einzelnen Bereichen/Modulen eingetragen. Das Erinnerungs-Protokoll sollte jeden Tag durchgeführt werden. Am Sonntag, wir haben ja in diesem Beispiel mit dem Sonntag begonnen, wird wieder das gesamte Protokoll ausgefüllt.

Der Medizinische Dienst geht diese Module bei der Überprüfung so mit Ihnen durch. Haben Sie keine Angst davor, jeder will nur HELFEN!

Beginnen wir mit dem einmaligen Ausfüllen des ZEIT-MODULS:

ZEIT-MODUL:

Wann machte sich die Krankheit bemerkbar? _____

_____

Wann bestätigte dies der Arzt? _____

_____

Gab es eine Neigung zum Weglaufen? Seit wann? _____

Rollstuhl, nicht mehr laufen können? Seit wann? _____

Stimmungsänderungen? Seit wann? _____

_____

Bettlägerig? Seit wann? _____

! LEGEN SIE DEM MEDIZINISCHEN DIENST ALLE UNTERLAGEN VOR !

Datum:

Modul 1: Mobilität   Wie oft oder wie lange benötigen Sie Hilfe?

	selbstständig	überwiegend selbstständig	überwiegend unselbstständig	unselbstständig	Anmerkungen
Positionswechsel im Bett					
Stabil sitzen					
Umsetzen					
Bewegung in der Wohnung					
Treppensteigen					

Modul 2: Kognitive und kommunikative Fähigkeiten

	Fähigkeit vorhanden	Fähigkeit größtenteils vorhanden	Fähigkeit gering vorhanden	Fähigkeit nicht vorhanden	Anmerkungen
Erkennen von bekannten Personen					
Räumliche Orientierung					
Zeitliche Orientierung					
Erinnern an wichtige Ereignisse					
Mehrschrittige Alltagshandlungen					
Entscheidungen treffen					
Informationen verstehen					
Gefahren erkennen					
Bedürfnisse mitteilen					
Aufforderungen verstehen					
Gespräche führen					

Notizen

Modul 3: Verhaltensweisen und psychische Problemlagen

Pflege	Nie oder sehr selten	Selten (wöchentlich)	Häufig (2-3x/Woche)	Täglich	Anmerkungen
Motorische Auffälligkeiten (z.B. Rastlos sein)					
Nächtliche Unruhe					
Selbstschädigendes Verhalten (z. B. sich kratzen)					
Beschädigen von Dingen					
Psychisch aggressives Verhalten gegenüber Anderen					
Verbal aggressives Verhalten gegenüber Anderen					
Andere verbale Auffälligkeiten					
Abwehr pflegerischer Maßnahmen					
Wahnvorstellungen					
Ängste					
Antriebslosigkeit oder Depression					
Sozial unangemessenes Verhalten					
Sonstiges pflegerelevantes unangemessenes Verhalten					

Notizen

Modul 4: Selbstversorgung & Kontinenz

Pflege	selbstständig	überwiegend selbstständig	überwiegend unselbstständig	unselbstständig	Anmerkungen
Oberkörper vorne waschen					
Kopf waschen					
Intimbereich waschen					
Duschen/Baden inkl. Haare					
Oberkörper an- und auskleiden					
Unterkörper an- und auskleiden					
Essen und Trinken mundgerecht zerteilen bzw. eingießen					
Essen richtig einnehmen					
Trinken richtig einnehmen					
Toilette benutzen					
Mit Harninkontinenz umgehen (z. B. Urinbeutel leeren)					
Mit Stuhlinkontinenz umgehen (z. B. Stoma versorgen)					
Umgang mit der Sonde					

Kontinenz	überwiegend inkontinent	komplett inkontinent
Urin		
Stuhl		

Notizen

Modul 5: Selbstständiger Umgang mit Krankheiten & Therapien

Pflege	selbstständig	Hilfe nötig pro Woche	Hilfe nötig pro Monat	Anmerkungen
Medikamente nehmen				
Injektionen				
intravenöse Zugänge				
Absaugen und Sauer- stoffgabe				
Kälte- und Wärmean- wendungen und Einreiben				
Messen und deuten von Körperzuständen				
Körpernahe Hilfsmittel				
Verbandswechsel				
Versorgung mit Stoma				
Einmalkatheter und Abführmittel				
Häusliche Therapie- maßnahmen				
Zeit- und technik- intensive Maßnahmen				
Arztbesuche bewältigen				
Therapeutenbesuche be- wältigen				
Lange Besuche bei Arzt oder Therapeut (ab 3 Stunden)				
Diät oder andere Vorschriften einhalten				

Notizen

Modul 6: Alltagsleben und soziale Kontakte

	selbstständig	überwiegend selbstständig	überwiegend unselbstständig	unselbstständig	Anmerkungen
Tagesablauf gestalten					
Ruhen und schlafen					
Sich beschäftigen					
Pläne machen					
Interaktion mit nahestehenden Personen					
Interaktion mit nahestehenden Personen					
Interaktion mit anderen Personen					

Erinnerungstherapie-Protokoll:

Verbrachte Zeit: _____

Ich habe erzählt ___ Wir haben ein Gespräch geführt ___

Wir haben zusammen gespielt: Würfelspiel ___ Kartenspiel ___ Kreuzworträtsel ___

eigener Eintrag _____

Ich habe erinnert/aktiviert an (Familie, Partner, Freund...) _____

Wie weit liegen die Erinnerungen zurück? _____

Ich habe mit Bildern/Filmen erinnert an _____

Ich habe durch Vorlesen erinnert an _____

Ich habe mit Musik erinnert an _____

Ich habe animiert zu (Bild malen/Lied singen/Bewegungen/Sport...) _____

Erinnerungen an den gestrigen Tag ___ JA ___ NEIN ___ TEILWEISE

Gefühlsausdruck heute ___ GUT DRAUF ___ GEHT SO ___ GEREITZT

Wünsche _____

Veränderungen _____

Datum: _____ Pflegetagebuch-Eintrag:
Was hat sich in den Modulen geändert?

Modul 1: MOBILITÄT - geändert hat sich _____
_____

Modul 2: KOGNITIVE UND KOMMUNIKATIVE FÄHIGKEITEN - geändert hat sich _____
_____
_____

Modul 3: VERHALTENSWEISEN UND PSYCHISCHE PROBLEME - geändert hat sich _____
_____

Modul 4: SELBSTVERSORGUNG UND KONTINENZ - geändert hat sich _____
_____

Modul 5: SELBSTSTÄNDIGER UMGANG MIT KRANKHEITEN & THERAPIEN - geändert hat sich _____
_____

Modul 6: ALLTAGSLEBEN & SOZIALE KONTAKTE - geändert hat sich _____
_____

Erinnerungstherapie-Protokoll:

Verbrachte Zeit: _____

Ich habe erzählt ___ Wir haben ein Gespräch geführt ___

Wir haben zusammen gespielt: Würfelspiel ___ Kartenspiel ___ Kreuzworträtsel ___

eigener Eintrag _____

Ich habe erinnert/aktiviert an (Familie, Partner, Freund...) _____
_____

Wie weit liegen die Erinnerungen zurück? _____
_____

Ich habe mit Bildern/Filmen erinnert an _____
_____

Ich habe durch Vorlesen erinnert an _____
_____

Ich habe mit Musik erinnert an _____
_____

Ich habe animiert zu (Bild malen/Lied singen/Bewegungen/Sport...) _____
_____
_____

Erinnerungen an den gestrigen Tag ___ JA ___ NEIN ___ TEILWEISE

Gefühlsausdruck heute ___ GUT DRAUF ___ GEHT SO ___ GEREITZT

Wünsche _____

Veränderungen _____

Eigene Angaben _____
_____
_____

Datum: _____ Pflegetagebuch-Eintrag:
Was hat sich in den Modulen geändert?

Modul 1: MOBILITÄT - geändert hat sich _____
_____

Modul 2: KOGNITIVE UND KOMMUNIKATIVE FÄHIGKEITEN - geändert hat sich _____
_____
_____

Modul 3: VERHALTENSWEISEN UND PSYCHISCHE PROBLEME - geändert hat sich _____
_____

Modul 4: SELBSTVERSORGUNG UND KONTINENZ - geändert hat sich _____
_____

Modul 5: SELBSTSTÄNDIGER UMGANG MIT KRANKHEITEN & THERAPIEN - geändert hat sich _____
_____

Modul 6: ALLTAGSLEBEN & SOZIALE KONTAKTE - geändert hat sich _____

Erinnerungstherapie-Protokoll:
Verbrachte Zeit: _____
Ich habe erzählt ___ Wir haben ein Gespräch geführt ___
Wir haben zusammen gespielt: Würfelspiel ___ Kartenspiel ___ Kreuzworträtsel ___
eigener Eintrag _____
Ich habe erinnert/aktiviert an (Familie, Partner, Freund...) _____
_____

Wie weit liegen die Erinnerungen zurück? _____
_____

Ich habe mit Bildern/Filmen erinnert an _____
_____

Ich habe durch Vorlesen erinnert an _____
_____

Ich habe mit Musik erinnert an _____
_____

Ich habe animiert zu (Bild malen/Lied singen/Bewegungen/Sport...) _____
_____
_____

Erinnerungen an den gestrigen Tag ___ JA ___ NEIN ___ TEILWEISE
Gefühlsausdruck heute ___ GUT DRAUF ___ GEHT SO ___ GEREITZT
Wünsche _____
Veränderungen _____
Eigene Angaben _____
_____

Datum: _____ Pflegetagebuch-Eintrag:
Was hat sich in den Modulen geändert?

Modul 1: MOBILITÄT - geändert hat sich _____
_____
_____

Modul 2: KOGNITIVE UND KOMMUNIKATIVE FÄHIGKEITEN - geändert hat sich _____
_____
_____

Modul 3: VERHALTENSWEISEN UND PSYCHISCHE PROBLEME - geändert hat sich _____
_____
_____

Modul 4: SELBSTVERSORGUNG UND KONTINENZ - geändert hat sich _____
_____
_____

Modul 5: SELBSTSTÄNDIGER UMGANG MIT KRANKHEITEN & THERAPIEN - geändert hat sich _____
_____
_____

Modul 6: ALLTAGSLEBEN & SOZIALE KONTAKTE - geändert hat sich _____
_____
_____

Erinnerungstherapie-Protokoll:
Verbrachte Zeit: _____

Ich habe erzählt ___ Wir haben ein Gespräch geführt ___

Wir haben zusammmen gespielt: Würfelspiel ___ Kartenspiel ___ Kreuzworträtsel ___

eigener Eintrag _____

Ich habe erinnert/aktiviert an (Familie, Partner, Freund...) _____
_____

Wie weit liegen die Erinnerungen zurück? _____
_____

Ich habe mit Bildern/Filmen erinnert an _____
_____

Ich habe durch Vorlesen erinnert an _____
_____

Ich habe mit Musik erinnert an _____
_____

Ich habe animiert zu (Bild malen/Lied singen/Bewegungen/Sport...) _____
_____

Erinnerungen an den gestrigen Tag ___ JA ___ NEIN ___ TEILWEISE

Gefühlsausdruck heute ___ GUT DRAUF ___ GEHT SO ___ GEREITZT

Wünsche _____

Veränderungen _____

Eigene Angaben _____
_____
_____

Datum: _____ Pflegetagebuch-Eintrag:
Was hat sich in den Modulen geändert?

Modul 1: MOBILITÄT - geändert hat sich _____
_____

Modul 2: KOGNITIVE UND KOMMUNIKATIVE FÄHIGKEITEN - geändert hat sich _____
_____
_____

Modul 3: VERHALTENSWEISEN UND PSYCHISCHE PROBLEME - geändert hat sich _____
_____

Modul 4: SELBSTVERSORGUNG UND KONTINENZ - geändert hat sich _____
_____

Modul 5: SELBSTSTÄNDIGER UMGANG MIT KRANKHEITEN & THERAPIEN - geändert hat sich _____
_____

Modul 6: ALLTAGSLEBEN & SOZIALE KONTAKTE - geändert hat sich _____

Erinnerungstherapie-Protokoll:
Verbrachte Zeit: _____
Ich habe erzählt ___ Wir haben ein Gespräch geführt ___
Wir haben zusammen gespielt: Würfelspiel ___ Kartenspiel ___ Kreuzworträtsel ___
eigener Eintrag _____
Ich habe erinnert/aktiviert an (Familie, Partner, Freund...) _____
_____

Wie weit liegen die Erinnerungen zurück? _____
_____

Ich habe mit Bildern/Filmen erinnert an _____
_____

Ich habe durch Vorlesen erinnert an _____
_____

Ich habe mit Musik erinnert an _____
_____

Ich habe animiert zu (Bild malen/Lied singen/Bewegungen/Sport...) _____
_____
_____

Erinnerungen an den gestrigen Tag ___ JA ___ NEIN ___ TEILWEISE
Gefühlsausdruck heute ___ GUT DRAUF ___ GEHT SO ___ GEREITZT
Wünsche _____
Veränderungen _____
Eigene Angaben _____
_____

Datum: _____ Pflegetagebuch-Eintrag:
Was hat sich in den Modulen geändert?

Modul 1: MOBILITÄT - geändert hat sich _____
_____
_____

Modul 2: KOGNITIVE UND KOMMUNIKATIVE FÄHIGKEITEN - geändert hat sich _____
_____
_____

Modul 3: VERHALTENSWEISEN UND PSYCHISCHE PROBLEME - geändert hat sich _____
_____

Modul 4: SELBSTVERSORGUNG UND KONTINENZ - geändert hat sich _____
_____

Modul 5: SELBSTSTÄNDIGER UMGANG MIT KRANKHEITEN & THERAPIEN - geändert hat sich ____
_____

Modul 6: ALLTAGSLEBEN & SOZIALE KONTAKTE - geändert hat sich _____
_____

Erinnerungstherapie-Protokoll:

Verbrachte Zeit: _____

Ich habe erzählt ___ Wir haben ein Gespräch geführt ___

Wir haben zusammen gespielt: Würfelspiel ___ Kartenspiel ___ Kreuzworträtsel ___

eigener Eintrag _____

Ich habe erinnert/aktiviert an (Familie, Partner, Freund...) _____
_____

Wie weit liegen die Erinnerungen zurück? _____
_____

Ich habe mit Bildern/Filmen erinnert an _____
_____

Ich habe durch Vorlesen erinnert an _____
_____

Ich habe mit Musik erinnert an _____
_____

Ich habe animiert zu (Bild malen/Lied singen/Bewegungen/Sport...) _____
_____
_____

Erinnerungen an den gestrigen Tag ___ JA ___ NEIN ___ TEILWEISE

Gefühlsausdruck heute ___ GUT DRAUF ___ GEHT SO ___ GEREITZT

Wünsche _____

Veränderungen _____

Eigene Angaben _____

_____

Datum: _____ Pflegetagebuch-Eintrag:
Was hat sich in den Modulen geändert?

Modul 1: MOBILITÄT - geändert hat sich _____
_____

Modul 2: KOGNITIVE UND KOMMUNIKATIVE FÄHIGKEITEN - geändert hat sich _____
_____
_____

Modul 3: VERHALTENSWEISEN UND PSYCHISCHE PROBLEME - geändert hat sich _____
_____

Modul 4: SELBSTVERSORGUNG UND KONTINENZ - geändert hat sich _____
_____

Modul 5: SELBSTSTÄNDIGER UMGANG MIT KRANKHEITEN & THERAPIEN - geändert hat sich ___
_____

Modul 6: ALLTAGSLEBEN & SOZIALE KONTAKTE - geändert hat sich _____
_____

Erinnerungstherapie-Protokoll:
Verbrachte Zeit: _____
Ich habe erzählt ___ Wir haben ein Gespräch geführt ___
Wir haben zusammen gespielt: Würfelspiel ___ Kartenspiel ___ Kreuzworträtsel ___
eigener Eintrag _____
Ich habe erinnert/aktiviert an (Familie, Partner, Freund...) _____
_____

Wie weit liegen die Erinnerungen zurück? _____
_____

Ich habe mit Bildern/Filmen erinnert an _____
_____

Ich habe durch Vorlesen erinnert an _____
_____

Ich habe mit Musik erinnert an _____
_____

Ich habe animiert zu (Bild malen/Lied singen/Bewegungen/Sport...) _____
_____
_____

Erinnerungen an den gestrigen Tag ___ JA ___ NEIN ___ TEILWEISE
Gefühlsausdruck heute ___ GUT DRAUF ___ GEHT SO ___ GEREIZT
Wünsche _____
Veränderungen _____
Eigene Angaben _____
_____

Datum:

Modul 1: Mobilität — Wie oft oder wie lange benötigen Sie Hilfe?

	selbstständig	überwiegend selbstständig	überwiegend unselbstständig	unselbstständig	Anmerkungen
Positionswechsel im Bett					
Stabil sitzen					
Umsetzen					
Bewegung in der Wohnung					
Treppensteigen					

Modul 2: Kognitive und kommunikative Fähigkeiten

	Fähigkeit vorhanden	Fähigkeit größtenteils vorhanden	Fähigkeit gering vorhanden	Fähigkeit nicht vorhanden	Anmerkungen
Erkennen von bekannten Personen					
Räumliche Orientierung					
Zeitliche Orientierung					
Erinnern an wichtige Ereignisse					
Mehrschrittige Alltagshandlungen					
Entscheidungen treffen					
Informationen verstehen					
Gefahren erkennen					
Bedürfnisse mitteilen					
Aufforderungen verstehen					
Gespräche führen					

Notizen

Modul 3: Verhaltensweisen und psychische Problemlagen

Pflege	Nie oder sehr selten	Selten (wöchentlich)	Häufig (2-3x/Woche)	Täglich	Anmerkungen
Motorische Auffälligkeiten (z.B. Rastlos sein)					
Nächtliche Unruhe					
Selbstschädigendes Verhalten (z. B. sich kratzen)					
Beschädigen von Dingen					
Psychisch aggressives Verhalten gegenüber Anderen					
Verbal aggressives Verhalten gegenüber Anderen					
Andere verbale Auffälligkeiten					
Abwehr pflegerischer Maßnahmen					
Wahnvorstellungen					
Ängste					
Antriebslosigkeit oder Depression					
Sozial unangemessenes Verhalten					
Sonstiges pflegerelevantes unangemessenes Verhalten					

Notizen

Modul 4: Selbstversorgung & Kontinenz

Pflege	selbstständig	überwiegend selbstständig	überwiegend unselbstständig	unselbstständig	Anmerkungen
Oberkörper vorne waschen					
Kopf waschen					
Intimbereich waschen					
Duschen/Baden inkl. Haare					
Oberkörper an- und auskleiden					
Unterkörper an- und auskleiden					
Essen und Trinken mundgerecht zerteilen bzw. eingießen					
Essen richtig einnehmen					
Trinken richtig einnehmen					
Toilette benutzen					
Mit Harninkontinenz umgehen (z. B. Urinbeutel leeren)					
Mit Stuhlinkontinenz umgehen (z. B. Stoma versorgen)					
Umgang mit der Sonde					

Kontinenz	überwiegend inkontinent	komplett inkontinent
Urin		
Stuhl		

Notizen

Modul 5: Selbstständiger Umgang mit Krankheiten & Therapien

Pflege	selbstständig	Hilfe nötig pro Woche	Hilfe nötig pro Monat	Anmerkungen
Medikamente nehmen				
Injektionen				
intravenöse Zugänge				
Absaugen und Sauerstoffgabe				
Kälte- und Wärmeanwendungen und Einreiben				
Messen und deuten von Körperzuständen				
Körpernahe Hilfsmittel				
Verbandswechsel				
Versorgung mit Stoma				
Einmalkatheter und Abführmittel				
Häusliche Therapiemaßnahmen				
Zeit- und technikintensive Maßnahmen				
Arztbesuche bewältigen				
Therapeutenbesuche bewältigen				
Lange Besuche bei Arzt oder Therapeut (ab 3 Stunden)				
Diät oder andere Vorschriften einhalten				

Notizen

Modul 6: Alltagsleben und soziale Kontakte

	selbstständig	überwiegend selbstständig	überwiegend unselbstständig	unselbstständig Anmerkungen
Tagesablauf gestalten				
Ruhen und schlafen				
Sich beschäftigen				
Pläne machen				
Interaktion mit nahestehenden Personen				
Interaktion mit nahe-stehenden Personen				
Interaktion mit anderen Personen				

Erinnerungstherapie-Protokoll:

Verbrachte Zeit: _____

Ich habe erzählt ___ Wir haben ein Gespräch geführt ___

Wir haben zusammen gespielt: Würfelspiel ___ Kartenspiel ___ Kreuzworträtsel ___

eigener Eintrag _____

Ich habe erinnert/aktiviert an (Familie, Partner, Freund...) _____

_____

Wie weit liegen die Erinnerungen zurück? _____

_____

Ich habe mit Bildern/Filmen erinnert an _____

_____

Ich habe durch Vorlesen erinnert an _____

_____

Ich habe mit Musik erinnert an _____

_____

Ich habe animiert zu (Bild malen/Lied singen/Bewegungen/Sport...) _____

_____

_____

Erinnerungen an den gestrigen Tag ___ JA ___ NEIN ___ TEILWEISE

Gefühlsausdruck heute ___ GUT DRAUF ___ GEHT SO ___ GEREITZT

Wünsche _____

Veränderungen _____

Datum: _____ Pflegetagebuch-Eintrag:
Was hat sich in den Modulen geändert?

Modul 1: MOBILITÄT - geändert hat sich _____
_____

Modul 2: KOGNITIVE UND KOMMUNIKATIVE FÄHIGKEITEN - geändert hat sich _____
_____
_____

Modul 3: VERHALTENSWEISEN UND PSYCHISCHE PROBLEME - geändert hat sich _____
_____

Modul 4: SELBSTVERSORGUNG UND KONTINENZ - geändert hat sich _____
_____

Modul 5: SELBSTSTÄNDIGER UMGANG MIT KRANKHEITEN & THERAPIEN - geändert hat sich _____
_____

Modul 6: ALLTAGSLEBEN & SOZIALE KONTAKTE - geändert hat sich _____
_____

Erinnerungstherapie-Protokoll:
Verbrachte Zeit: _____
Ich habe erzählt ___ Wir haben ein Gespräch geführt ___
Wir haben zusammen gespielt: Würfelspiel ___ Kartenspiel ___ Kreuzworträtsel ___
eigener Eintrag _____
Ich habe erinnert/aktiviert an (Familie, Partner, Freund...) _____
_____

Wie weit liegen die Erinnerungen zurück? _____
_____

Ich habe mit Bildern/Filmen erinnert an _____
_____

Ich habe durch Vorlesen erinnert an _____
_____

Ich habe mit Musik erinnert an _____
_____

Ich habe animiert zu (Bild malen/Lied singen/Bewegungen/Sport...) _____
_____
_____

Erinnerungen an den gestrigen Tag ___ JA ___ NEIN ___ TEILWEISE
Gefühlsausdruck heute ___ GUT DRAUF ___ GEHT SO ___ GEREITZT
Wünsche _____
Veränderungen _____
Eigene Angaben _____
_____

Datum: _____ Pflegetagebuch-Eintrag:
Was hat sich in den Modulen geändert?

Modul 1: MOBILITÄT - geändert hat sich _____
_____

Modul 2: KOGNITIVE UND KOMMUNIKATIVE FÄHIGKEITEN - geändert hat sich _____
_____
_____

Modul 3: VERHALTENSWEISEN UND PSYCHISCHE PROBLEME - geändert hat sich _____
_____

Modul 4: SELBSTVERSORGUNG UND KONTINENZ - geändert hat sich _____
_____

Modul 5: SELBSTSTÄNDIGER UMGANG MIT KRANKHEITEN & THERAPIEN - geändert hat sich ____
_____

Modul 6: ALLTAGSLEBEN & SOZIALE KONTAKTE - geändert hat sich _____
_____

Erinnerungstherapie-Protokoll:
Verbrachte Zeit: _____
Ich habe erzählt ___ Wir haben ein Gespräch geführt ___
Wir haben zusammen gespielt: Würfelspiel ___ Kartenspiel ___ Kreuzworträtsel ___
eigener Eintrag _____
Ich habe erinnert/aktiviert an (Familie, Partner, Freund...) _____
_____
Wie weit liegen die Erinnerungen zurück? _____
_____
Ich habe mit Bildern/Filmen erinnert an _____
_____
Ich habe durch Vorlesen erinnert an _____
_____
Ich habe mit Musik erinnert an _____
_____
Ich habe animiert zu (Bild malen/Lied singen/Bewegungen/Sport...) _____
_____

Erinnerungen an den gestrigen Tag ___ JA ___ NEIN ___ TEILWEISE
Gefühlsausdruck heute ___ GUT DRAUF ___ GEHT SO ___ GEREITZT
Wünsche _____
Veränderungen _____
Eigene Angaben _____
_____

Datum: _____ Pflegetagebuch-Eintrag: Was hat sich in den Modulen geändert?

Modul 1: MOBILITÄT - geändert hat sich _____
_____
_____

Modul 2: KOGNITIVE UND KOMMUNIKATIVE FÄHIGKEITEN - geändert hat sich _____
_____
_____

Modul 3: VERHALTENSWEISEN UND PSYCHISCHE PROBLEME - geändert hat sich _____
_____

Modul 4: SELBSTVERSORGUNG UND KONTINENZ - geändert hat sich _____
_____

Modul 5: SELBSTSTÄNDIGER UMGANG MIT KRANKHEITEN & THERAPIEN - geändert hat sich _____
_____

Modul 6: ALLTAGSLEBEN & SOZIALE KONTAKTE - geändert hat sich _____

Erinnerungstherapie-Protokoll:

Verbrachte Zeit: _____
Ich habe erzählt ___ Wir haben ein Gespräch geführt ___
Wir haben zusammen gespielt: Würfelspiel ___ Kartenspiel ___ Kreuzworträtsel ___
eigener Eintrag _____
Ich habe erinnert/aktiviert an (Familie, Partner, Freund...) _____
_____

Wie weit liegen die Erinnerungen zurück? _____
_____

Ich habe mit Bildern/Filmen erinnert an _____
_____

Ich habe durch Vorlesen erinnert an _____
_____

Ich habe mit Musik erinnert an _____
_____

Ich habe animiert zu (Bild malen/Lied singen/Bewegungen/Sport...) _____
_____

Erinnerungen an den gestrigen Tag ___ JA ___ NEIN ___ TEILWEISE
Gefühlsausdruck heute ___ GUT DRAUF ___ GEHT SO ___ GEREITZT
Wünsche _____
Veränderungen _____
Eigene Angaben _____
_____

Datum: _____ Pflegetagebuch-Eintrag:
Was hat sich in den Modulen geändert?

Modul 1: MOBILITÄT - geändert hat sich _____
_____
_____

Modul 2: KOGNITIVE UND KOMMUNIKATIVE FÄHIGKEITEN - geändert hat sich _____
_____
_____

Modul 3: VERHALTENSWEISEN UND PSYCHISCHE PROBLEME - geändert hat sich _____
_____
_____

Modul 4: SELBSTVERSORGUNG UND KONTINENZ - geändert hat sich _____
_____
_____

Modul 5: SELBSTSTÄNDIGER UMGANG MIT KRANKHEITEN & THERAPIEN - geändert hat sich _____
_____
_____

Modul 6: ALLTAGSLEBEN & SOZIALE KONTAKTE - geändert hat sich _____
_____

Erinnerungstherapie-Protokoll:
Verbrachte Zeit: _____
Ich habe erzählt ___ Wir haben ein Gespräch geführt ___
Wir haben zusammen gespielt: Würfelspiel ___ Kartenspiel ___ Kreuzworträtsel ___
eigener Eintrag _____
Ich habe erinnert/aktiviert an (Familie, Partner, Freund...) _____
_____

Wie weit liegen die Erinnerungen zurück? _____
_____

Ich habe mit Bildern/Filmen erinnert an _____
_____

Ich habe durch Vorlesen erinnert an _____
_____

Ich habe mit Musik erinnert an _____
_____

Ich habe animiert zu (Bild malen/Lied singen/Bewegungen/Sport...) _____
_____

Erinnerungen an den gestrigen Tag ___ JA ___ NEIN ___ TEILWEISE
Gefühlsausdruck heute ___ GUT DRAUF ___ GEHT SO ___ GEREIZT
Wünsche _____
Veränderungen _____
Eigene Angaben _____
_____
_____

Datum: _____ Pflegetagebuch-Eintrag:
Was hat sich in den Modulen geändert?

Modul 1: MOBILITÄT - geändert hat sich _____
_____

Modul 2: KOGNITIVE UND KOMMUNIKATIVE FÄHIGKEITEN - geändert hat sich _____
_____
_____

Modul 3: VERHALTENSWEISEN UND PSYCHISCHE PROBLEME - geändert hat sich _____
_____

Modul 4: SELBSTVERSORGUNG UND KONTINENZ - geändert hat sich _____
_____

Modul 5: SELBSTSTÄNDIGER UMGANG MIT KRANKHEITEN & THERAPIEN - geändert hat sich _____
_____

Modul 6: ALLTAGSLEBEN & SOZIALE KONTAKTE - geändert hat sich _____
_____

Erinnerungstherapie-Protokoll:
Verbrachte Zeit: _____
Ich habe erzählt ___ Wir haben ein Gespräch geführt ___
Wir haben zusammen gespielt: Würfelspiel ___ Kartenspiel ___ Kreuzworträtsel ___
eigener Eintrag _____
Ich habe erinnert/aktiviert an (Familie, Partner, Freund...) _____
_____

Wie weit liegen die Erinnerungen zurück? _____
_____

Ich habe mit Bildern/Filmen erinnert an _____
_____

Ich habe durch Vorlesen erinnert an _____

Ich habe mit Musik erinnert an _____

Ich habe animiert zu (Bild malen/Lied singen/Bewegungen/Sport...) _____
_____

Erinnerungen an den gestrigen Tag ___ JA ___ NEIN ___ TEILWEISE
Gefühlsausdruck heute ___ GUT DRAUF ___ GEHT SO ___ GEREIZT
Wünsche _____
Veränderungen _____
Eigene Angaben _____
_____

Datum: _____ Pflegetagebuch-Eintrag:
Was hat sich in den Modulen geändert?

Modul 1: MOBILITÄT - geändert hat sich _____
_____

Modul 2: KOGNITIVE UND KOMMUNIKATIVE FÄHIGKEITEN - geändert hat sich _____
_____
_____

Modul 3: VERHALTENSWEISEN UND PSYCHISCHE PROBLEME - geändert hat sich _____
_____

Modul 4: SELBSTVERSORGUNG UND KONTINENZ - geändert hat sich _____
_____

Modul 5: SELBSTSTÄNDIGER UMGANG MIT KRANKHEITEN & THERAPIEN - geändert hat sich ____
_____

Modul 6: ALLTAGSLEBEN & SOZIALE KONTAKTE - geändert hat sich _____
_____

Erinnerungstherapie-Protokoll:
Verbrachte Zeit: _____
Ich habe erzählt ___ Wir haben ein Gespräch geführt ___
Wir haben zusammen gespielt: Würfelspiel ___ Kartenspiel ___ Kreuzworträtsel ___
eigener Eintrag _____
Ich habe erinnert/aktiviert an (Familie, Partner, Freund...) _____
_____

Wie weit liegen die Erinnerungen zurück? _____
_____

Ich habe mit Bildern/Filmen erinnert an _____
_____

Ich habe durch Vorlesen erinnert an _____
_____

Ich habe mit Musik erinnert an _____
_____

Ich habe animiert zu (Bild malen/Lied singen/Bewegungen/Sport...) _____
_____

Erinnerungen an den gestrigen Tag ___ JA ___ NEIN ___ TEILWEISE
Gefühlsausdruck heute ___ GUT DRAUF ___ GEHT SO ___ GEREITZT
Wünsche _____
Veränderungen _____
Eigene Angaben _____
_____

Datum:

Modul 1: Mobilität — Wie oft oder wie lange benötigen Sie Hilfe?

	selbstständig	überwiegend selbstständig	überwiegend unselbstständig	unselbstständig	Anmerkungen
Positionswechsel im Bett					
Stabil sitzen					
Umsetzen					
Bewegung in der Wohnung					
Treppensteigen					

Modul 2: Kognitive und kommunikative Fähigkeiten

	Fähigkeit vorhanden	Fähigkeit größtenteils vorhanden	Fähigkeit gering vorhanden	Fähigkeit nicht vorhanden	Anmerkungen
Erkennen von bekannten Personen					
Räumliche Orientierung					
Zeitliche Orientierung					
Erinnern an wichtige Ereignisse					
Mehrschrittige Alltagshandlungen					
Entscheidungen treffen					
Informationen verstehen					
Gefahren erkennen					
Bedürfnisse mitteilen					
Aufforderungen verstehen					
Gespräche führen					

Notizen

Modul 3: Verhaltensweisen und psychische Problemlagen

Pflege	Nie oder sehr selten	Selten (wöchentlich)	Häufig (2-3x/Woche)	Täglich	Anmerkungen
Motorische Auffälligkeiten (z.B. Rastlos sein)					
Nächtliche Unruhe					
Selbstschädigendes Verhalten (z. B. sich kratzen)					
Beschädigen von Dingen					
Psychisch aggressives Verhalten gegenüber Anderen					
Verbal aggressives Verhalten gegenüber Anderen					
Andere verbale Auffälligkeiten					
Abwehr pflegerischer Maßnahmen					
Wahnvorstellungen					
Ängste					
Antriebslosigkeit oder Depression					
Sozial unangemessenes Verhalten					
Sonstiges pflegerelevantes unangemessenes Verhalten					

Notizen

Modul 4: Selbstversorgung & Kontinenz

Pflege	selbstständig	überwiegend selbstständig	überwiegend unselbstständig	unselbstständig	Anmerkungen
Oberkörper vorne waschen					
Kopf waschen					
Intimbereich waschen					
Duschen/Baden inkl. Haare					
Oberkörper an- und auskleiden					
Unterkörper an- und auskleiden					
Essen und Trinken mundgerecht zerteilen bzw. eingießen					
Essen richtig einnehmen					
Trinken richtig einnehmen					
Toilette benutzen					
Mit Harninkontinenz umgehen (z. B. Urinbeutel leeren)					
Mit Stuhlinkontinenz umgehen (z. B. Stoma versorgen)					
Umgang mit der Sonde					

Kontinenz	überwiegend inkontinent	komplett inkontinent
Urin		
Stuhl		

Notizen

Modul 5: Selbstständiger Umgang mit Krankheiten & Therapien

Pflege	selbstständig	Hilfe nötig pro Woche	Hilfe nötig pro Monat	Anmerkungen
Medikamente nehmen				
Injektionen				
intravenöse Zugänge				
Absaugen und Sauer- stoffgabe				
Kälte- und Wärmean- wendungen und Einreiben				
Messen und deuten von Körperzuständen				
Körpernahe Hilfsmittel				
Verbandswechsel				
Versorgung mit Stoma				
Einmalkatheter und Abführmittel				
Häusliche Therapie- maßnahmen				
Zeit- und technik- intensive Maßnahmen				
Arztbesuche bewältigen				
Therapeutenbesuche be- wältigen				
Lange Besuche bei Arzt oder Therapeut (ab 3 Stunden)				
Diät oder andere Vorschriften einhalten				

Notizen

Modul 6: Alltagsleben und soziale Kontakte

	selbstständig	überwiegend selbstständig	überwiegend unselbstständig	unselbstständig Anmerkungen
Tagesablauf gestalten				
Ruhen und schlafen				
Sich beschäftigen				
Pläne machen				
Interaktion mit nahestehenden Personen				
Interaktion mit nahe-stehenden Personen				
Interaktion mit anderen Personen				

Erinnerungstherapie-Protokoll:

Verbrachte Zeit: _____

Ich habe erzählt ___ Wir haben ein Gespräch geführt ___

Wir haben zusammmen gespielt: Würfelspiel ___ Kartenspiel ___ Kreuzworträtsel ___

eigener Eintrag _____

Ich habe erinnert/aktiviert an (Familie, Partner, Freund...) _____

Wie weit liegen die Erinnerungen zurück? _____

Ich habe mit Bildern/Filmen erinnert an _____

Ich habe durch Vorlesen erinnert an _____

Ich habe mit Musik erinnert an _____

Ich habe animiert zu (Bild malen/Lied singen/Bewegungen/Sport...) _____

Erinnerungen an den gestrigen Tag ___ JA ___ NEIN ___ TEILWEISE

Gefühlsausdruck heute ___ GUT DRAUF ___ GEHT SO ___ GEREITZT

Wünsche _____

Veränderungen _____

Datum: _____ Pflegetagebuch-Eintrag:
Was hat sich in den Modulen geändert?

Modul 1: MOBILITÄT - geändert hat sich _____
_____
_____

Modul 2: KOGNITIVE UND KOMMUNIKATIVE FÄHIGKEITEN - geändert hat sich _____
_____
_____
_____

Modul 3: VERHALTENSWEISEN UND PSYCHISCHE PROBLEME - geändert hat sich _____
_____
_____

Modul 4: SELBSTVERSORGUNG UND KONTINENZ - geändert hat sich _____
_____
_____

Modul 5: SELBSTSTÄNDIGER UMGANG MIT KRANKHEITEN & THERAPIEN - geändert hat sich _____
_____
_____

Modul 6: ALLTAGSLEBEN & SOZIALE KONTAKTE - geändert hat sich _____
_____
_____

Erinnerungstherapie-Protokoll:

Verbrachte Zeit: _____

Ich habe erzählt ___ Wir haben ein Gespräch geführt ___

Wir haben zusammen gespielt: Würfelspiel ___ Kartenspiel ___ Kreuzworträtsel ___

eigener Eintrag _____

Ich habe erinnert/aktiviert an (Familie, Partner, Freund...) _____
_____

Wie weit liegen die Erinnerungen zurück? _____
_____

Ich habe mit Bildern/Filmen erinnert an _____
_____

Ich habe durch Vorlesen erinnert an _____
_____

Ich habe mit Musik erinnert an _____
_____

Ich habe animiert zu (Bild malen/Lied singen/Bewegungen/Sport...) _____
_____

Erinnerungen an den gestrigen Tag ___ JA ___ NEIN ___ TEILWEISE

Gefühlsausdruck heute ___ GUT DRAUF ___ GEHT SO ___ GEREITZT

Wünsche _____

Veränderungen _____

Eigene Angaben _____
_____
_____

Datum: _____ Pflegetagebuch-Eintrag:
Was hat sich in den Modulen geändert?

Modul 1: MOBILITÄT - geändert hat sich _____
_____

Modul 2: KOGNITIVE UND KOMMUNIKATIVE FÄHIGKEITEN - geändert hat sich _____
_____
_____

Modul 3: VERHALTENSWEISEN UND PSYCHISCHE PROBLEME - geändert hat sich _____
_____

Modul 4: SELBSTVERSORGUNG UND KONTINENZ - geändert hat sich _____
_____

Modul 5: SELBSTSTÄNDIGER UMGANG MIT KRANKHEITEN & THERAPIEN - geändert hat sich ____
_____

Modul 6: ALLTAGSLEBEN & SOZIALE KONTAKTE - geändert hat sich _____
_____

Erinnerungstherapie-Protokoll:
Verbrachte Zeit: _____
Ich habe erzählt ___ Wir haben ein Gespräch geführt ___
Wir haben zusammen gespielt: Würfelspiel ___ Kartenspiel ___ Kreuzworträtsel ___
eigener Eintrag _____
Ich habe erinnert/aktiviert an (Familie, Partner, Freund...) _____
_____

Wie weit liegen die Erinnerungen zurück? _____
_____

Ich habe mit Bildern/Filmen erinnert an _____
_____

Ich habe durch Vorlesen erinnert an _____
_____

Ich habe mit Musik erinnert an _____
_____

Ich habe animiert zu (Bild malen/Lied singen/Bewegungen/Sport...) _____
_____
_____

Erinnerungen an den gestrigen Tag ___ JA ___ NEIN ___ TEILWEISE
Gefühlsausdruck heute ___ GUT DRAUF ___ GEHT SO ___ GEREIZT
Wünsche _____
Veränderungen _____
Eigene Angaben _____
_____

Datum: _____ Pflegetagebuch-Eintrag:
Was hat sich in den Modulen geändert?

Modul 1: MOBILITÄT - geändert hat sich _____
_____
_____

Modul 2: KOGNITIVE UND KOMMUNIKATIVE FÄHIGKEITEN - geändert hat sich _____
_____
_____
_____

Modul 3: VERHALTENSWEISEN UND PSYCHISCHE PROBLEME - geändert hat sich _____
_____
_____

Modul 4: SELBSTVERSORGUNG UND KONTINENZ - geändert hat sich _____
_____
_____

Modul 5: SELBSTSTÄNDIGER UMGANG MIT KRANKHEITEN & THERAPIEN - geändert hat sich _____
_____
_____

Modul 6: ALLTAGSLEBEN & SOZIALE KONTAKTE - geändert hat sich _____
_____
_____

Erinnerungstherapie-Protokoll:

Verbrachte Zeit: _____
Ich habe erzählt ___ Wir haben ein Gespräch geführt ___
Wir haben zusammen gespielt: Würfelspiel ___ Kartenspiel ___ Kreuzworträtsel ___
eigener Eintrag _____
Ich habe erinnert/aktiviert an (Familie, Partner, Freund...) _____
_____

Wie weit liegen die Erinnerungen zurück? _____
_____

Ich habe mit Bildern/Filmen erinnert an _____
_____

Ich habe durch Vorlesen erinnert an _____
_____

Ich habe mit Musik erinnert an _____
_____

Ich habe animiert zu (Bild malen/Lied singen/Bewegungen/Sport...) _____
_____

Erinnerungen an den gestrigen Tag ___ JA ___ NEIN ___ TEILWEISE
Gefühlsausdruck heute ___ GUT DRAUF ___ GEHT SO ___ GEREITZT
Wünsche _____
Veränderungen _____
Eigene Angaben _____
_____
_____

Datum: _____ Pflegetagebuch-Eintrag:
Was hat sich in den Modulen geändert?

Modul 1: MOBILITÄT - geändert hat sich _____
_____
_____

Modul 2: KOGNITIVE UND KOMMUNIKATIVE FÄHIGKEITEN - geändert hat sich ____
_____
_____
_____

Modul 3: VERHALTENSWEISEN UND PSYCHISCHE PROBLEME - geändert hat sich ____
_____
_____

Modul 4: SELBSTVERSORGUNG UND KONTINENZ - geändert hat sich _____
_____
_____

Modul 5: SELBSTSTÄNDIGER UMGANG MIT KRANKHEITEN & THERAPIEN - geändert hat sich ____
_____
_____

Modul 6: ALLTAGSLEBEN & SOZIALE KONTAKTE - geändert hat sich _____
_____
_____

Erinnerungstherapie-Protokoll:
Verbrachte Zeit: _____
Ich habe erzählt ___ Wir haben ein Gespräch geführt ___
Wir haben zusammen gespielt: Würfelspiel ___ Kartenspiel ___ Kreuzworträtsel ___
eigener Eintrag _____
Ich habe erinnert/aktiviert an (Familie, Partner, Freund...) _____
_____

Wie weit liegen die Erinnerungen zurück? _____
_____

Ich habe mit Bildern/Filmen erinnert an _____
_____

Ich habe durch Vorlesen erinnert an _____
_____

Ich habe mit Musik erinnert an _____
_____

Ich habe animiert zu (Bild malen/Lied singen/Bewegungen/Sport...) _____
_____
_____

Erinnerungen an den gestrigen Tag ___ JA ___ NEIN ___ TEILWEISE
Gefühlsausdruck heute ___ GUT DRAUF ___ GEHT SO ___ GEREIZT
Wünsche _____
Veränderungen _____
Eigene Angaben _____
_____

Datum: _____ Pflegetagebuch-Eintrag:
Was hat sich in den Modulen geändert?

Modul 1: MOBILITÄT - geändert hat sich _____
_____

Modul 2: KOGNITIVE UND KOMMUNIKATIVE FÄHIGKEITEN - geändert hat sich _____
_____
_____

Modul 3: VERHALTENSWEISEN UND PSYCHISCHE PROBLEME - geändert hat sich _____
_____

Modul 4: SELBSTVERSORGUNG UND KONTINENZ - geändert hat sich _____
_____

Modul 5: SELBSTSTÄNDIGER UMGANG MIT KRANKHEITEN & THERAPIEN - geändert hat sich _____
_____

Modul 6: ALLTAGSLEBEN & SOZIALE KONTAKTE - geändert hat sich _____
_____

Erinnerungstherapie-Protokoll:

Verbrachte Zeit: _____
Ich habe erzählt ___ Wir haben ein Gespräch geführt ___
Wir haben zusammen gespielt: Würfelspiel ___ Kartenspiel ___ Kreuzworträtsel ___
eigener Eintrag _____
Ich habe erinnert/aktiviert an (Familie, Partner, Freund...) _____
_____

Wie weit liegen die Erinnerungen zurück? _____
_____

Ich habe mit Bildern/Filmen erinnert an _____
_____

Ich habe durch Vorlesen erinnert an _____
_____

Ich habe mit Musik erinnert an _____
_____

Ich habe animiert zu (Bild malen/Lied singen/Bewegungen/Sport...) _____
_____
_____

Erinnerungen an den gestrigen Tag ___ JA ___ NEIN ___ TEILWEISE
Gefühlsausdruck heute ___ GUT DRAUF ___ GEHT SO ___ GEREITZT
Wünsche _____
Veränderungen _____
Eigene Angaben _____
_____
_____

Datum: _____ Pflegetagebuch-Eintrag:
Was hat sich in den Modulen geändert?

Modul 1: MOBILITÄT - geändert hat sich _____
_____

Modul 2: KOGNITIVE UND KOMMUNIKATIVE FÄHIGKEITEN - geändert hat sich _____
_____
_____

Modul 3: VERHALTENSWEISEN UND PSYCHISCHE PROBLEME - geändert hat sich _____
_____

Modul 4: SELBSTVERSORGUNG UND KONTINENZ - geändert hat sich _____
_____

Modul 5: SELBSTSTÄNDIGER UMGANG MIT KRANKHEITEN & THERAPIEN - geändert hat sich _____
_____

Modul 6: ALLTAGSLEBEN & SOZIALE KONTAKTE - geändert hat sich _____
_____

Erinnerungstherapie-Protokoll:
Verbrachte Zeit: _____
Ich habe erzählt ___ Wir haben ein Gespräch geführt ___
Wir haben zusammen gespielt: Würfelspiel ___ Kartenspiel ___ Kreuzworträtsel ___
eigener Eintrag _____
Ich habe erinnert/aktiviert an (Familie, Partner, Freund...) _____
_____
Wie weit liegen die Erinnerungen zurück? _____
_____
Ich habe mit Bildern/Filmen erinnert an _____
_____
Ich habe durch Vorlesen erinnert an _____
_____
Ich habe mit Musik erinnert an _____
_____
Ich habe animiert zu (Bild malen/Lied singen/Bewegungen/Sport...) _____
_____
_____

Erinnerungen an den gestrigen Tag ___ JA ___ NEIN ___ TEILWEISE
Gefühlsausdruck heute ___ GUT DRAUF ___ GEHT SO ___ GEREIZT
Wünsche _____
Veränderungen _____
Eigene Angaben _____
_____

Datum:

Modul 1: Mobilität — Wie oft oder wie lange benötigen Sie Hilfe?

	selbstständig	überwiegend selbstständig	überwiegend unselbstständig	unselbstständig	Anmerkungen
Positionswechsel im Bett					
Stabil sitzen					
Umsetzen					
Bewegung in der Wohnung					
Treppensteigen					

Modul 2: Kognitive und kommunikative Fähigkeiten

	Fähigkeit vorhanden	Fähigkeit größtenteils vorhanden	Fähigkeit gering vorhanden	Fähigkeit nicht vorhanden	Anmerkungen
Erkennen von bekannten Personen					
Räumliche Orientierung					
Zeitliche Orientierung					
Erinnern an wichtige Ereignisse					
Mehrschrittige Alltagshandlungen					
Entscheidungen treffen					
Informationen verstehen					
Gefahren erkennen					
Bedürfnisse mitteilen					
Aufforderungen verstehen					
Gespräche führen					

Notizen

Modul 3: Verhaltensweisen und psychische Problemlagen

Pflege	Nie oder sehr selten	Selten (wöchentlich)	Häufig (2-3x/Woche)	Täglich	Anmerkungen
Motorische Auffälligkeiten (z.B. Rastlos sein)					
Nächtliche Unruhe					
Selbstschädigendes Verhalten (z. B. sich kratzen)					
Beschädigen von Dingen					
Psychisch aggressives Verhalten gegenüber Anderen					
Verbal aggressives Verhalten gegenüber Anderen					
Andere verbale Auffälligkeiten					
Abwehr pflegerischer Maßnahmen					
Wahnvorstellungen					
Ängste					
Antriebslosigkeit oder Depression					
Sozial unangemessenes Verhalten					
Sonstiges pflegerelevantes unangemessenes Verhalten					

Notizen

Modul 4: Selbstversorgung & Kontinenz

Pflege	selbstständig	überwiegend selbstständig	überwiegend unselbstständig	unselbstständig	Anmerkungen
Oberkörper vorne waschen					
Kopf waschen					
Intimbereich waschen					
Duschen/Baden inkl. Haare					
Oberkörper an- und auskleiden					
Unterkörper an- und auskleiden					
Essen und Trinken mundgerecht zerteilen bzw. eingießen					
Essen richtig einnehmen					
Trinken richtig einnehmen					
Toilette benutzen					
Mit Harninkontinenz umgehen (z. B. Urinbeutel leeren)					
Mit Stuhlinkontinenz umgehen (z. B. Stoma versorgen)					
Umgang mit der Sonde					

Kontinenz	überwiegend inkontinent	komplett inkontinent
Urin		
Stuhl		

Notizen

Modul 5: Selbstständiger Umgang mit Krankheiten & Therapien

Pflege	selbstständig	Hilfe nötig pro Woche	Hilfe nötig pro Monat	Anmerkungen
Medikamente nehmen				
Injektionen				
intravenöse Zugänge				
Absaugen und Sauer-stoffgabe				
Kälte- und Wärmean-wendungen und Einreiben				
Messen und deuten von Körperzuständen				
Körpernahe Hilfsmittel				
Verbandswechsel				
Versorgung mit Stoma				
Einmalkatheter und Abführmittel				
Häusliche Therapie-maßnahmen				
Zeit- und technik-intensive Maßnahmen				
Arztbesuche bewältigen				
Therapeutenbesuche be-wältigen				
Lange Besuche bei Arzt oder Therapeut (ab 3 Stunden)				
Diät oder andere Vorschriften einhalten				

Notizen

Modul 6: Alltagsleben und soziale Kontakte

	selbstständig	überwiegend selbstständig	überwiegend unselbstständig	unselbstständig Anmerkungen
Tagesablauf gestalten				
Ruhen und schlafen				
Sich beschäftigen				
Pläne machen				
Interaktion mit nahestehenden Personen				
Interaktion mit nahe-stehenden Personen				
Interaktion mit anderen Personen				

Erinnerungstherapie-Protokoll:

Verbrachte Zeit: _____

Ich habe erzählt ___ Wir haben ein Gespräch geführt ___

Wir haben zusammen gespielt: Würfelspiel ___ Kartenspiel ___ Kreuzworträtsel ___
eigener Eintrag _____

Ich habe erinnert/aktiviert an (Familie, Partner, Freund...) _____
_____

Wie weit liegen die Erinnerungen zurück? _____
_____

Ich habe mit Bildern/Filmen erinnert an _____
_____

Ich habe durch Vorlesen erinnert an _____
_____

Ich habe mit Musik erinnert an _____
_____

Ich habe animiert zu (Bild malen/Lied singen/Bewegungen/Sport...) _____
_____
_____

Erinnerungen an den gestrigen Tag ___ JA ___ NEIN ___ TEILWEISE

Gefühlsausdruck heute ___ GUT DRAUF ___ GEHT SO ___ GEREITZT

Wünsche _____

Veränderungen _____

Datum: _____ Pflegetagebuch-Eintrag:
Was hat sich in den Modulen geändert?

Modul 1: MOBILITÄT - geändert hat sich _____
_____
_____

Modul 2: KOGNITIVE UND KOMMUNIKATIVE FÄHIGKEITEN - geändert hat sich _____
_____
_____

Modul 3: VERHALTENSWEISEN UND PSYCHISCHE PROBLEME - geändert hat sich _____
_____

Modul 4: SELBSTVERSORGUNG UND KONTINENZ - geändert hat sich _____
_____

Modul 5: SELBSTSTÄNDIGER UMGANG MIT KRANKHEITEN & THERAPIEN - geändert hat sich _____
_____

Modul 6: ALLTAGSLEBEN & SOZIALE KONTAKTE - geändert hat sich _____
_____

Erinnerungstherapie-Protokoll:
Verbrachte Zeit: _____
Ich habe erzählt ___ Wir haben ein Gespräch geführt ___
Wir haben zusammen gespielt: Würfelspiel ___ Kartenspiel ___ Kreuzworträtsel ___
eigener Eintrag _____
Ich habe erinnert/aktiviert an (Familie, Partner, Freund...) _____
_____

Wie weit liegen die Erinnerungen zurück? _____
_____

Ich habe mit Bildern/Filmen erinnert an _____
_____

Ich habe durch Vorlesen erinnert an _____
_____

Ich habe mit Musik erinnert an _____
_____

Ich habe animiert zu (Bild malen/Lied singen/Bewegungen/Sport...) _____
_____

Erinnerungen an den gestrigen Tag ___ JA ___ NEIN ___ TEILWEISE
Gefühlsausdruck heute ___ GUT DRAUF ___ GEHT SO ___ GEREIZT
Wünsche _____
Veränderungen _____
Eigene Angaben _____
_____

Datum: _____ Pflegetagebuch-Eintrag: Was hat sich in den Modulen geändert?

Modul 1: MOBILITÄT - geändert hat sich _____
_____
_____

Modul 2: KOGNITIVE UND KOMMUNIKATIVE FÄHIGKEITEN - geändert hat sich _____
_____
_____
_____

Modul 3: VERHALTENSWEISEN UND PSYCHISCHE PROBLEME - geändert hat sich _____
_____
_____

Modul 4: SELBSTVERSORGUNG UND KONTINENZ - geändert hat sich _____
_____

Modul 5: SELBSTSTÄNDIGER UMGANG MIT KRANKHEITEN & THERAPIEN - geändert hat sich _____
_____

Modul 6: ALLTAGSLEBEN & SOZIALE KONTAKTE - geändert hat sich _____
_____

Erinnerungstherapie-Protokoll:

Verbrachte Zeit: _____
Ich habe erzählt ___ Wir haben ein Gespräch geführt ___
Wir haben zusammen gespielt: Würfelspiel ___ Kartenspiel ___ Kreuzworträtsel ___
eigener Eintrag _____
Ich habe erinnert/aktiviert an (Familie, Partner, Freund...) _____
_____

Wie weit liegen die Erinnerungen zurück? _____
_____

Ich habe mit Bildern/Filmen erinnert an _____
_____

Ich habe durch Vorlesen erinnert an _____
_____

Ich habe mit Musik erinnert an _____
_____

Ich habe animiert zu (Bild malen/Lied singen/Bewegungen/Sport...) _____
_____

Erinnerungen an den gestrigen Tag ___ JA ___ NEIN ___ TEILWEISE
Gefühlsausdruck heute ___ GUT DRAUF ___ GEHT SO ___ GEREITZT
Wünsche _____
Veränderungen _____
Eigene Angaben _____
_____
_____

Datum: _____ Pflegetagebuch-Eintrag:
Was hat sich in den Modulen geändert?

Modul 1: MOBILITÄT - geändert hat sich _____
_____

Modul 2: KOGNITIVE UND KOMMUNIKATIVE FÄHIGKEITEN - geändert hat sich _____
_____
_____

Modul 3: VERHALTENSWEISEN UND PSYCHISCHE PROBLEME - geändert hat sich _____
_____

Modul 4: SELBSTVERSORGUNG UND KONTINENZ - geändert hat sich _____
_____

Modul 5: SELBSTSTÄNDIGER UMGANG MIT KRANKHEITEN & THERAPIEN - geändert hat sich _____
_____

Modul 6: ALLTAGSLEBEN & SOZIALE KONTAKTE - geändert hat sich _____

Erinnerungstherapie-Protokoll:
Verbrachte Zeit: _____
Ich habe erzählt ___ Wir haben ein Gespräch geführt ___
Wir haben zusammen gespielt: Würfelspiel ___ Kartenspiel ___ Kreuzworträtsel ___
eigener Eintrag _____
Ich habe erinnert/aktiviert an (Familie, Partner, Freund...) _____
_____

Wie weit liegen die Erinnerungen zurück? _____
_____

Ich habe mit Bildern/Filmen erinnert an _____
_____

Ich habe durch Vorlesen erinnert an _____
_____

Ich habe mit Musik erinnert an _____
_____

Ich habe animiert zu (Bild malen/Lied singen/Bewegungen/Sport...) _____
_____
_____

Erinnerungen an den gestrigen Tag ___ JA ___ NEIN ___ TEILWEISE
Gefühlsausdruck heute ___ GUT DRAUF ___ GEHT SO ___ GEREITZT
Wünsche _____
Veränderungen _____
Eigene Angaben _____
_____

Datum: _____ Pflegetagebuch-Eintrag: Was hat sich in den Modulen geändert?

Modul 1: MOBILITÄT - geändert hat sich _____
_____
_____

Modul 2: KOGNITIVE UND KOMMUNIKATIVE FÄHIGKEITEN - geändert hat sich _____
_____
_____

Modul 3: VERHALTENSWEISEN UND PSYCHISCHE PROBLEME - geändert hat sich _____
_____

Modul 4: SELBSTVERSORGUNG UND KONTINENZ - geändert hat sich _____
_____

Modul 5: SELBSTSTÄNDIGER UMGANG MIT KRANKHEITEN & THERAPIEN - geändert hat sich _____
_____

Modul 6: ALLTAGSLEBEN & SOZIALE KONTAKTE - geändert hat sich _____
_____

Erinnerungstherapie-Protokoll:

Verbrachte Zeit: _____

Ich habe erzählt ___ Wir haben ein Gespräch geführt ___

Wir haben zusammen gespielt: Würfelspiel ___ Kartenspiel ___ Kreuzworträtsel ___

eigener Eintrag _____

Ich habe erinnert/aktiviert an (Familie, Partner, Freund...) _____
_____

Wie weit liegen die Erinnerungen zurück? _____
_____

Ich habe mit Bildern/Filmen erinnert an _____
_____

Ich habe durch Vorlesen erinnert an _____
_____

Ich habe mit Musik erinnert an _____
_____

Ich habe animiert zu (Bild malen/Lied singen/Bewegungen/Sport...) _____
_____

Erinnerungen an den gestrigen Tag ___ JA ___ NEIN ___ TEILWEISE

Gefühlsausdruck heute ___ GUT DRAUF ___ GEHT SO ___ GEREIZT

Wünsche _____

Veränderungen _____

Eigene Angaben _____
_____
_____

Datum: _____ Pflegetagebuch-Eintrag:
Was hat sich in den Modulen geändert?

Modul 1: MOBILITÄT - geändert hat sich _____
_____

Modul 2: KOGNITIVE UND KOMMUNIKATIVE FÄHIGKEITEN - geändert hat sich _____
_____
_____

Modul 3: VERHALTENSWEISEN UND PSYCHISCHE PROBLEME - geändert hat sich _____
_____

Modul 4: SELBSTVERSORGUNG UND KONTINENZ - geändert hat sich _____
_____

Modul 5: SELBSTSTÄNDIGER UMGANG MIT KRANKHEITEN & THERAPIEN - geändert hat sich ____
_____

Modul 6: ALLTAGSLEBEN & SOZIALE KONTAKTE - geändert hat sich _____
_____

Erinnerungstherapie-Protokoll:
Verbrachte Zeit: _____
Ich habe erzählt ___ Wir haben ein Gespräch geführt ___
Wir haben zusammen gespielt: Würfelspiel ___ Kartenspiel ___ Kreuzworträtsel ___
eigener Eintrag _____
Ich habe erinnert/aktiviert an (Familie, Partner, Freund...) _____
_____

Wie weit liegen die Erinnerungen zurück? _____
_____

Ich habe mit Bildern/Filmen erinnert an _____
_____

Ich habe durch Vorlesen erinnert an _____
_____

Ich habe mit Musik erinnert an _____
_____

Ich habe animiert zu (Bild malen/Lied singen/Bewegungen/Sport...) _____
_____
_____

Erinnerungen an den gestrigen Tag ___ JA ___ NEIN ___ TEILWEISE
Gefühlsausdruck heute ___ GUT DRAUF ___ GEHT SO ___ GEREIZT
Wünsche _____
Veränderungen _____
Eigene Angaben _____
_____

Datum: _____ Pflegetagebuch-Eintrag:
Was hat sich in den Modulen geändert?

Modul 1: MOBILITÄT - geändert hat sich _____
_____
_____

Modul 2: KOGNITIVE UND KOMMUNIKATIVE FÄHIGKEITEN - geändert hat sich _____
_____
_____
_____

Modul 3: VERHALTENSWEISEN UND PSYCHISCHE PROBLEME - geändert hat sich _____
_____
_____

Modul 4: SELBSTVERSORGUNG UND KONTINENZ - geändert hat sich _____
_____
_____

Modul 5: SELBSTSTÄNDIGER UMGANG MIT KRANKHEITEN & THERAPIEN - geändert hat sich ____
_____
_____

Modul 6: ALLTAGSLEBEN & SOZIALE KONTAKTE - geändert hat sich _____
_____

Erinnerungstherapie-Protokoll:
Verbrachte Zeit: _____
Ich habe erzählt ___ Wir haben ein Gespräch geführt ___
Wir haben zusammen gespielt: Würfelspiel ___ Kartenspiel ___ Kreuzworträtsel ___
eigener Eintrag _____
Ich habe erinnert/aktiviert an (Familie, Partner, Freund...) _____
_____
Wie weit liegen die Erinnerungen zurück? _____

Ich habe mit Bildern/Filmen erinnert an _____

Ich habe durch Vorlesen erinnert an _____

Ich habe mit Musik erinnert an _____

Ich habe animiert zu (Bild malen/Lied singen/Bewegungen/Sport...) _____

Erinnerungen an den gestrigen Tag ___ JA ___ NEIN ___ TEILWEISE
Gefühlsausdruck heute ___ GUT DRAUF ___ GEHT SO ___ GEREITZT
Wünsche _____
Veränderungen _____
Eigene Angaben _____
_____
_____

Datum:

Modul 1: Mobilität — Wie oft oder wie lange benötigen Sie Hilfe?

	selbstständig	überwiegend selbstständig	überwiegend unselbstständig	unselbstständig	Anmerkungen
Positionswechsel im Bett					
Stabil sitzen					
Umsetzen					
Bewegung in der Wohnung					
Treppensteigen					

Modul 2: Kognitive und kommunikative Fähigkeiten

	Fähigkeit vorhanden	Fähigkeit größtenteils vorhanden	Fähigkeit gering vorhanden	Fähigkeit nicht vorhanden	Anmerkungen
Erkennen von bekannten Personen					
Räumliche Orientierung					
Zeitliche Orientierung					
Erinnern an wichtige Ereignisse					
Mehrschrittige Alltagshandlungen					
Entscheidungen treffen					
Informationen verstehen					
Gefahren erkennen					
Bedürfnisse mitteilen					
Aufforderungen verstehen					
Gespräche führen					

Notizen

Modul 3: Verhaltensweisen und psychische Problemlagen

Pflege	Nie oder sehr selten	Selten (wöchentlich)	Häufig (2-3x/Woche)	Täglich	Anmerkungen
Motorische Auffälligkeiten (z.B. Rastlos sein)					
Nächtliche Unruhe					
Selbstschädigendes Verhalten (z. B. sich kratzen)					
Beschädigen von Dingen					
Psychisch aggressives Verhalten gegenüber Anderen					
Verbal aggressives Verhalten gegenüber Anderen					
Andere verbale Auffälligkeiten					
Abwehr pflegerischer Maßnahmen					
Wahnvorstellungen					
Ängste					
Antriebslosigkeit oder Depression					
Sozial unangemessenes Verhalten					
Sonstiges pflegerelevantes unangemessenes Verhalten					

Notizen

Modul 4: Selbstversorgung & Kontinenz

Pflege	selbstständig	überwiegend selbstständig	überwiegend unselbstständig	unselbstständig	Anmerkungen
Oberkörper vorne waschen					
Kopf waschen					
Intimbereich waschen					
Duschen/Baden inkl. Haare					
Oberkörper an- und auskleiden					
Unterkörper an- und auskleiden					
Essen und Trinken mundgerecht zerteilen bzw. eingießen					
Essen richtig einnehmen					
Trinken richtig einnehmen					
Toilette benutzen					
Mit Harninkontinenz umgehen (z. B. Urinbeutel leeren)					
Mit Stuhlinkontinenz umgehen (z. B. Stoma versorgen)					
Umgang mit der Sonde					

Kontinenz	überwiegend inkontinent	komplett inkontinent
Urin		
Stuhl		

Notizen

Modul 5: Selbstständiger Umgang mit Krankheiten & Therapien

Pflege	selbstständig	Hilfe nötig pro Woche	Hilfe nötig pro Monat	Anmerkungen
Medikamente nehmen				
Injektionen				
intravenöse Zugänge				
Absaugen und Sauer-stoffgabe				
Kälte- und Wärmean-wendungen und Einreiben				
Messen und deuten von Körperzuständen				
Körpernahe Hilfsmittel				
Verbandswechsel				
Versorgung mit Stoma				
Einmalkatheter und Abführmittel				
Häusliche Therapie-maßnahmen				
Zeit- und technik-intensive Maßnahmen				
Arztbesuche bewältigen				
Therapeutenbesuche be-wältigen				
Lange Besuche bei Arzt oder Therapeut (ab 3 Stunden)				
Diät oder andere Vorschriften einhalten				

Notizen

Modul 6: Alltagsleben und soziale Kontakte

Sültz Bücher	selbstständig	überwiegend selbstständig	überwiegend unselbstständig	unselbstständig	Anmerkungen
Tagesablauf gestalten					
Ruhen und schlafen					
Sich beschäftigen					
Pläne machen					
Interaktion mit nahestehenden Personen					
Interaktion mit nahe-stehenden Personen					
Interaktion mit anderen Personen					

Erinnerungstherapie-Protokoll:

Verbrachte Zeit: _____

Ich habe erzählt ___ Wir haben ein Gespräch geführt ___

Wir haben zusammen gespielt: Würfelspiel ___ Kartenspiel ___ Kreuzworträtsel ___
eigener Eintrag _____

Ich habe erinnert/aktiviert an (Familie, Partner, Freund...) _____

Wie weit liegen die Erinnerungen zurück? _____

Ich habe mit Bildern/Filmen erinnert an _____

Ich habe durch Vorlesen erinnert an _____

Ich habe mit Musik erinnert an _____

Ich habe animiert zu (Bild malen/Lied singen/Bewegungen/Sport...) _____

Erinnerungen an den gestrigen Tag ___ JA ___ NEIN ___ TEILWEISE

Gefühlsausdruck heute ___ GUT DRAUF ___ GEHT SO ___ GEREITZT

Wünsche _____

Veränderungen _____

Datum: _____ Pflegetagebuch-Eintrag:
Was hat sich in den Modulen geändert?

Modul 1: MOBILITÄT - geändert hat sich _____
_____
_____

Modul 2: KOGNITIVE UND KOMMUNIKATIVE FÄHIGKEITEN - geändert hat sich _____
_____
_____
_____

Modul 3: VERHALTENSWEISEN UND PSYCHISCHE PROBLEME - geändert hat sich _____
_____
_____

Modul 4: SELBSTVERSORGUNG UND KONTINENZ - geändert hat sich _____
_____
_____

Modul 5: SELBSTSTÄNDIGER UMGANG MIT KRANKHEITEN & THERAPIEN - geändert hat sich _____
_____
_____

Modul 6: ALLTAGSLEBEN & SOZIALE KONTAKTE - geändert hat sich _____
_____
_____

Erinnerungstherapie-Protokoll:
Verbrachte Zeit: _____
Ich habe erzählt ___ Wir haben ein Gespräch geführt ___
Wir haben zusammen gespielt: Würfelspiel ___ Kartenspiel ___ Kreuzworträtsel ___
eigener Eintrag _____
Ich habe erinnert/aktiviert an (Familie, Partner, Freund...) _____
_____
Wie weit liegen die Erinnerungen zurück? _____
_____
Ich habe mit Bildern/Filmen erinnert an _____
_____
Ich habe durch Vorlesen erinnert an _____
_____
Ich habe mit Musik erinnert an _____
_____
Ich habe animiert zu (Bild malen/Lied singen/Bewegungen/Sport...) _____
_____
_____

Erinnerungen an den gestrigen Tag ___ JA ___ NEIN ___ TEILWEISE
Gefühlsausdruck heute ___ GUT DRAUF ___ GEHT SO ___ GEREITZT
Wünsche _____
Veränderungen _____
Eigene Angaben _____
_____
_____

Datum: _____ Pflegetagebuch-Eintrag:
Was hat sich in den Modulen geändert?

Modul 1: MOBILITÄT - geändert hat sich _____
_____
_____

Modul 2: KOGNITIVE UND KOMMUNIKATIVE FÄHIGKEITEN - geändert hat sich _____
_____
_____
_____

Modul 3: VERHALTENSWEISEN UND PSYCHISCHE PROBLEME - geändert hat sich _____
_____
_____

Modul 4: SELBSTVERSORGUNG UND KONTINENZ - geändert hat sich _____
_____
_____

Modul 5: SELBSTSTÄNDIGER UMGANG MIT KRANKHEITEN & THERAPIEN - geändert hat sich _____
_____
_____

Modul 6: ALLTAGSLEBEN & SOZIALE KONTAKTE - geändert hat sich _____
_____
_____

Erinnerungstherapie-Protokoll:
Verbrachte Zeit: _____
Ich habe erzählt ___ Wir haben ein Gespräch geführt ___
Wir haben zusammen gespielt: Würfelspiel ___ Kartenspiel ___ Kreuzworträtsel ___
eigener Eintrag _____
Ich habe erinnert/aktiviert an (Familie, Partner, Freund...) _____
_____

Wie weit liegen die Erinnerungen zurück? _____
_____

Ich habe mit Bildern/Filmen erinnert an _____
_____

Ich habe durch Vorlesen erinnert an _____
_____

Ich habe mit Musik erinnert an _____
_____

Ich habe animiert zu (Bild malen/Lied singen/Bewegungen/Sport...) _____
_____
_____

Erinnerungen an den gestrigen Tag ___ JA ___ NEIN ___ TEILWEISE
Gefühlsausdruck heute ___ GUT DRAUF ___ GEHT SO ___ GEREITZT
Wünsche _____
Veränderungen _____
Eigene Angaben _____
_____

Datum: _____ Pflegetagebuch-Eintrag:
Was hat sich in den Modulen geändert?

Modul 1: MOBILITÄT - geändert hat sich _____
_____
_____

Modul 2: KOGNITIVE UND KOMMUNIKATIVE FÄHIGKEITEN - geändert hat sich _____
_____
_____
_____

Modul 3: VERHALTENSWEISEN UND PSYCHISCHE PROBLEME - geändert hat sich _____
_____
_____

Modul 4: SELBSTVERSORGUNG UND KONTINENZ - geändert hat sich _____
_____
_____

Modul 5: SELBSTSTÄNDIGER UMGANG MIT KRANKHEITEN & THERAPIEN - geändert hat sich _____
_____
_____

Modul 6: ALLTAGSLEBEN & SOZIALE KONTAKTE - geändert hat sich _____
_____
_____

Erinnerungstherapie-Protokoll:
Verbrachte Zeit: _____
Ich habe erzählt ___ Wir haben ein Gespräch geführt ___
Wir haben zusammen gespielt: Würfelspiel ___ Kartenspiel ___ Kreuzworträtsel ___
eigener Eintrag _____
Ich habe erinnert/aktiviert an (Familie, Partner, Freund...) _____
_____

Wie weit liegen die Erinnerungen zurück? _____
_____

Ich habe mit Bildern/Filmen erinnert an _____
_____

Ich habe durch Vorlesen erinnert an _____
_____

Ich habe mit Musik erinnert an _____
_____

Ich habe animiert zu (Bild malen/Lied singen/Bewegungen/Sport...) _____
_____

Erinnerungen an den gestrigen Tag ___ JA ___ NEIN ___ TEILWEISE
Gefühlsausdruck heute ___ GUT DRAUF ___ GEHT SO ___ GEREITZT
Wünsche _____
Veränderungen _____
Eigene Angaben _____
_____
_____

Datum: _____ Pflegetagebuch-Eintrag:
Was hat sich in den Modulen geändert?

Modul 1: MOBILITÄT - geändert hat sich _____
_____

Modul 2: KOGNITIVE UND KOMMUNIKATIVE FÄHIGKEITEN - geändert hat sich _____
_____
_____

Modul 3: VERHALTENSWEISEN UND PSYCHISCHE PROBLEME - geändert hat sich _____
_____

Modul 4: SELBSTVERSORGUNG UND KONTINENZ - geändert hat sich _____
_____

Modul 5: SELBSTSTÄNDIGER UMGANG MIT KRANKHEITEN & THERAPIEN - geändert hat sich _____
_____

Modul 6: ALLTAGSLEBEN & SOZIALE KONTAKTE - geändert hat sich _____
_____

Erinnerungstherapie-Protokoll:
Verbrachte Zeit: _____
Ich habe erzählt ___ Wir haben ein Gespräch geführt ___
Wir haben zusammen gespielt: Würfelspiel ___ Kartenspiel ___ Kreuzworträtsel ___
eigener Eintrag _____
Ich habe erinnert/aktiviert an (Familie, Partner, Freund...) _____
_____
Wie weit liegen die Erinnerungen zurück? _____
_____
Ich habe mit Bildern/Filmen erinnert an _____
_____
Ich habe durch Vorlesen erinnert an _____
_____
Ich habe mit Musik erinnert an _____
_____
Ich habe animiert zu (Bild malen/Lied singen/Bewegungen/Sport...) _____
_____
_____

Erinnerungen an den gestrigen Tag ___ JA ___ NEIN ___ TEILWEISE
Gefühlsausdruck heute ___ GUT DRAUF ___ GEHT SO ___ GEREITZT
Wünsche _____
Veränderungen _____
Eigene Angaben _____
_____
_____

Datum: _____ Pflegetagebuch-Eintrag: Was hat sich in den Modulen geändert?

Modul 1: MOBILITÄT - geändert hat sich _____
_____

Modul 2: KOGNITIVE UND KOMMUNIKATIVE FÄHIGKEITEN - geändert hat sich _____
_____
_____

Modul 3: VERHALTENSWEISEN UND PSYCHISCHE PROBLEME - geändert hat sich _____
_____

Modul 4: SELBSTVERSORGUNG UND KONTINENZ - geändert hat sich _____
_____

Modul 5: SELBSTSTÄNDIGER UMGANG MIT KRANKHEITEN & THERAPIEN - geändert hat sich ____
_____

Modul 6: ALLTAGSLEBEN & SOZIALE KONTAKTE - geändert hat sich _____
_____

Erinnerungstherapie-Protokoll:

Verbrachte Zeit: _____
Ich habe erzählt ___ Wir haben ein Gespräch geführt ___
Wir haben zusammen gespielt: Würfelspiel ___ Kartenspiel ___ Kreuzworträtsel ___
eigener Eintrag _____
Ich habe erinnert/aktiviert an (Familie, Partner, Freund...) _____
_____

Wie weit liegen die Erinnerungen zurück? _____
_____

Ich habe mit Bildern/Filmen erinnert an _____
_____

Ich habe durch Vorlesen erinnert an _____
_____

Ich habe mit Musik erinnert an _____
_____

Ich habe animiert zu (Bild malen/Lied singen/Bewegungen/Sport...) _____
_____

Erinnerungen an den gestrigen Tag ___ JA ___ NEIN ___ TEILWEISE
Gefühlsausdruck heute ___ GUT DRAUF ___ GEHT SO ___ GEREITZT
Wünsche _____
Veränderungen _____
Eigene Angaben _____
_____
_____

Datum: _____ Pflegetagebuch-Eintrag:
Was hat sich in den Modulen geändert?

Modul 1: MOBILITÄT - geändert hat sich _____
_____

Modul 2: KOGNITIVE UND KOMMUNIKATIVE FÄHIGKEITEN - geändert hat sich _____
_____
_____

Modul 3: VERHALTENSWEISEN UND PSYCHISCHE PROBLEME - geändert hat sich _____
_____

Modul 4: SELBSTVERSORGUNG UND KONTINENZ - geändert hat sich _____
_____

Modul 5: SELBSTSTÄNDIGER UMGANG MIT KRANKHEITEN & THERAPIEN - geändert hat sich ____
_____

Modul 6: ALLTAGSLEBEN & SOZIALE KONTAKTE - geändert hat sich _____
_____

Erinnerungstherapie-Protokoll:
Verbrachte Zeit: _____
Ich habe erzählt ___ Wir haben ein Gespräch geführt ___
Wir haben zusammen gespielt: Würfelspiel ___ Kartenspiel ___ Kreuzworträtsel ___
eigener Eintrag _____
Ich habe erinnert/aktiviert an (Familie, Partner, Freund...) _____
_____

Wie weit liegen die Erinnerungen zurück? _____
_____

Ich habe mit Bildern/Filmen erinnert an _____
_____

Ich habe durch Vorlesen erinnert an _____
_____

Ich habe mit Musik erinnert an _____
_____

Ich habe animiert zu (Bild malen/Lied singen/Bewegungen/Sport...) _____
_____
_____

Erinnerungen an den gestrigen Tag ___ JA ___ NEIN ___ TEILWEISE
Gefühlsausdruck heute ___ GUT DRAUF ___ GEHT SO ___ GEREIZT
Wünsche _____
Veränderungen _____
Eigene Angaben _____
_____

Datum:

Modul 1: Mobilität   Wie oft oder wie lange benötigen Sie Hilfe?

	selbstständig	überwiegend selbstständig	überwiegend unselbstständig	unselbstständig	Anmerkungen
Positionswechsel im Bett					
Stabil sitzen					
Umsetzen					
Bewegung in der Wohnung					
Treppensteigen					

Modul 2: Kognitive und kommunikative Fähigkeiten

	Fähigkeit vorhanden	Fähigkeit größtenteils vorhanden	Fähigkeit gering vorhanden	Fähigkeit nicht vorhanden	Anmerkungen
Erkennen von bekannten Personen					
Räumliche Orientierung					
Zeitliche Orientierung					
Erinnern an wichtige Ereignisse					
Mehrschrittige Alltagshandlungen					
Entscheidungen treffen					
Informationen verstehen					
Gefahren erkennen					
Bedürfnisse mitteilen					
Aufforderungen verstehen					
Gespräche führen					

Notizen

Modul 3: Verhaltensweisen und psychische Problemlagen

Pflege	Nie oder sehr selten	Selten (wöchentlich)	Häufig (2-3x/Woche)	Täglich	Anmerkungen
Motorische Auffälligkeiten (z.B. Rastlos sein)					
Nächtliche Unruhe					
Selbstschädigendes Verhalten (z. B. sich kratzen)					
Beschädigen von Dingen					
Psychisch aggressives Verhalten gegenüber Anderen					
Verbal aggressives Verhalten gegenüber Anderen					
Andere verbale Auffälligkeiten					
Abwehr pflegerischer Maßnahmen					
Wahnvorstellungen					
Ängste					
Antriebslosigkeit oder Depression					
Sozial unangemessenes Verhalten					
Sonstiges pflegerelevantes unangemessenes Verhalten					

Notizen

Modul 4: Selbstversorgung & Kontinenz

Pflege	selbstständig	überwiegend selbstständig	überwiegend unselbstständig	unselbstständig	Anmerkungen
Oberkörper vorne waschen					
Kopf waschen					
Intimbereich waschen					
Duschen/Baden inkl. Haare					
Oberkörper an- und auskleiden					
Unterkörper an- und auskleiden					
Essen und Trinken mund-gerecht zerteilen bzw. eingießen					
Essen richtig einnehmen					
Trinken richtig einnehmen					
Toilette benutzen					
Mit Harninkontinenz umgehen (z. B. Urinbeutel leeren)					
Mit Stuhlinkontinenz umgehen (z. B. Stoma versorgen)					
Umgang mit der Sonde					

Kontinenz	überwiegend inkontinent	komplett inkontinent
Urin		
Stuhl		

Notizen

Modul 5: Selbstständiger Umgang mit Krankheiten & Therapien

Pflege	selbstständig	Hilfe nötig pro Woche	Hilfe nötig pro Monat	Anmerkungen
Medikamente nehmen				
Injektionen				
intravenöse Zugänge				
Absaugen und Sauer-stoffgabe				
Kälte- und Wärmean-wendungen und Einreiben				
Messen und deuten von Körperzuständen				
Körpernahe Hilfsmittel				
Verbandswechsel				
Versorgung mit Stoma				
Einmalkatheter und Abführmittel				
Häusliche Therapie-maßnahmen				
Zeit- und technik-intensive Maßnahmen				
Arztbesuche bewältigen				
Therapeutenbesuche be-wältigen				
Lange Besuche bei Arzt oder Therapeut (ab 3 Stunden)				
Diät oder andere Vorschriften einhalten				

Notizen

Modul 6: Alltagsleben und soziale Kontakte

	selbstständig	überwiegend selbstständig	überwiegend unselbstständig	unselbstständig	Anmerkungen
Tagesablauf gestalten					
Ruhen und schlafen					
Sich beschäftigen					
Pläne machen					
Interaktion mit nahestehenden Personen					
Interaktion mit nahe-stehenden Personen					
Interaktion mit anderen Personen					

Erinnerungstherapie-Protokoll:

Verbrachte Zeit: _____

Ich habe erzählt ___ Wir haben ein Gespräch geführt ___

Wir haben zusammen gespielt: Würfelspiel ___ Kartenspiel ___ Kreuzworträtsel ___

eigener Eintrag _____

Ich habe erinnert/aktiviert an (Familie, Partner, Freund...) _____

Wie weit liegen die Erinnerungen zurück? _____

Ich habe mit Bildern/Filmen erinnert an _____

Ich habe durch Vorlesen erinnert an _____

Ich habe mit Musik erinnert an _____

Ich habe animiert zu (Bild malen/Lied singen/Bewegungen/Sport...) _____

Erinnerungen an den gestrigen Tag ___ JA ___ NEIN ___ TEILWEISE

Gefühlsausdruck heute ___ GUT DRAUF ___ GEHT SO ___ GEREITZT

Wünsche _____

Veränderungen _____

Datum: _____ Pflegetagebuch-Eintrag:
Was hat sich in den Modulen geändert?

Modul 1: MOBILITÄT - geändert hat sich _____
_____

Modul 2: KOGNITIVE UND KOMMUNIKATIVE FÄHIGKEITEN - geändert hat sich _____
_____
_____

Modul 3: VERHALTENSWEISEN UND PSYCHISCHE PROBLEME - geändert hat sich _____
_____

Modul 4: SELBSTVERSORGUNG UND KONTINENZ - geändert hat sich _____
_____

Modul 5: SELBSTSTÄNDIGER UMGANG MIT KRANKHEITEN & THERAPIEN - geändert hat sich _____
_____

Modul 6: ALLTAGSLEBEN & SOZIALE KONTAKTE - geändert hat sich _____
_____

Erinnerungstherapie-Protokoll:
Verbrachte Zeit: _____
Ich habe erzählt ___ Wir haben ein Gespräch geführt ___
Wir haben zusammen gespielt: Würfelspiel ___ Kartenspiel ___ Kreuzworträtsel ___
eigener Eintrag _____
Ich habe erinnert/aktiviert an (Familie, Partner, Freund...) _____
_____
Wie weit liegen die Erinnerungen zurück? _____
_____
Ich habe mit Bildern/Filmen erinnert an _____
_____
Ich habe durch Vorlesen erinnert an _____
_____
Ich habe mit Musik erinnert an _____
_____
Ich habe animiert zu (Bild malen/Lied singen/Bewegungen/Sport...) _____
_____

Erinnerungen an den gestrigen Tag ___ JA ___ NEIN ___ TEILWEISE
Gefühlsausdruck heute ___ GUT DRAUF ___ GEHT SO ___ GEREIZT
Wünsche _____
Veränderungen _____
Eigene Angaben _____
_____
_____

Datum: _____ Pflegetagebuch-Eintrag:
Was hat sich in den Modulen geändert?

Modul 1: MOBILITÄT - geändert hat sich _____
_____
_____

Modul 2: KOGNITIVE UND KOMMUNIKATIVE FÄHIGKEITEN - geändert hat sich _____
_____
_____
_____

Modul 3: VERHALTENSWEISEN UND PSYCHISCHE PROBLEME - geändert hat sich _____
_____
_____

Modul 4: SELBSTVERSORGUNG UND KONTINENZ - geändert hat sich _____
_____
_____

Modul 5: SELBSTSTÄNDIGER UMGANG MIT KRANKHEITEN & THERAPIEN - geändert hat sich _____
_____
_____

Modul 6: ALLTAGSLEBEN & SOZIALE KONTAKTE - geändert hat sich _____
_____
_____

Erinnerungstherapie-Protokoll:
Verbrachte Zeit: _____
Ich habe erzählt ___ Wir haben ein Gespräch geführt ___
Wir haben zusammen gespielt: Würfelspiel ___ Kartenspiel ___ Kreuzworträtsel ___
eigener Eintrag _____
Ich habe erinnert/aktiviert an (Familie, Partner, Freund...) _____
_____
Wie weit liegen die Erinnerungen zurück? _____
_____
Ich habe mit Bildern/Filmen erinnert an _____
_____
Ich habe durch Vorlesen erinnert an _____
_____
Ich habe mit Musik erinnert an _____
_____
Ich habe animiert zu (Bild malen/Lied singen/Bewegungen/Sport...) _____
_____

Erinnerungen an den gestrigen Tag ___ JA ___ NEIN ___ TEILWEISE
Gefühlsausdruck heute ___ GUT DRAUF ___ GEHT SO ___ GEREITZT
Wünsche _____
Veränderungen _____
Eigene Angaben _____
_____
_____

Datum: _____ Pflegetagebuch-Eintrag:
Was hat sich in den Modulen geändert?

Modul 1: MOBILITÄT - geändert hat sich _____
_____
_____

Modul 2: KOGNITIVE UND KOMMUNIKATIVE FÄHIGKEITEN - geändert hat sich _____
_____
_____

Modul 3: VERHALTENSWEISEN UND PSYCHISCHE PROBLEME - geändert hat sich _____
_____
_____

Modul 4: SELBSTVERSORGUNG UND KONTINENZ - geändert hat sich _____
_____
_____

Modul 5: SELBSTSTÄNDIGER UMGANG MIT KRANKHEITEN & THERAPIEN - geändert hat sich _____
_____
_____

Modul 6: ALLTAGSLEBEN & SOZIALE KONTAKTE - geändert hat sich _____
_____

Erinnerungstherapie-Protokoll:
Verbrachte Zeit: _____
Ich habe erzählt ___ Wir haben ein Gespräch geführt ___
Wir haben zusammen gespielt: Würfelspiel ___ Kartenspiel ___ Kreuzworträtsel ___
eigener Eintrag _____
Ich habe erinnert/aktiviert an (Familie, Partner, Freund...) _____
_____

Wie weit liegen die Erinnerungen zurück? _____
_____

Ich habe mit Bildern/Filmen erinnert an _____
_____

Ich habe durch Vorlesen erinnert an _____
_____

Ich habe mit Musik erinnert an _____
_____

Ich habe animiert zu (Bild malen/Lied singen/Bewegungen/Sport...) _____
_____
_____

Erinnerungen an den gestrigen Tag ___ JA ___ NEIN ___ TEILWEISE
Gefühlsausdruck heute ___ GUT DRAUF ___ GEHT SO ___ GEREIZT
Wünsche _____
Veränderungen _____
Eigene Angaben _____
_____

Datum: _____ Pflegetagebuch-Eintrag:
Was hat sich in den Modulen geändert?

Modul 1: MOBILITÄT - geändert hat sich _____
_____

Modul 2: KOGNITIVE UND KOMMUNIKATIVE FÄHIGKEITEN - geändert hat sich _____
_____
_____

Modul 3: VERHALTENSWEISEN UND PSYCHISCHE PROBLEME - geändert hat sich _____
_____
_____

Modul 4: SELBSTVERSORGUNG UND KONTINENZ - geändert hat sich _____
_____

Modul 5: SELBSTSTÄNDIGER UMGANG MIT KRANKHEITEN & THERAPIEN - geändert hat sich ____
_____

Modul 6: ALLTAGSLEBEN & SOZIALE KONTAKTE - geändert hat sich _____
_____

Erinnerungstherapie-Protokoll:

Verbrachte Zeit: _____
Ich habe erzählt ___ Wir haben ein Gespräch geführt ___
Wir haben zusammen gespielt: Würfelspiel ___ Kartenspiel ___ Kreuzworträtsel ___
eigener Eintrag _____
Ich habe erinnert/aktiviert an (Familie, Partner, Freund...) _____
_____

Wie weit liegen die Erinnerungen zurück? _____
_____

Ich habe mit Bildern/Filmen erinnert an _____
_____

Ich habe durch Vorlesen erinnert an _____
_____

Ich habe mit Musik erinnert an _____
_____

Ich habe animiert zu (Bild malen/Lied singen/Bewegungen/Sport...) _____
_____

Erinnerungen an den gestrigen Tag ___ JA ___ NEIN ___ TEILWEISE
Gefühlsausdruck heute ___ GUT DRAUF ___ GEHT SO ___ GEREITZT
Wünsche _____
Veränderungen _____
Eigene Angaben _____
_____
_____

Datum: _____ Pflegetagebuch-Eintrag:
Was hat sich in den Modulen geändert?

Modul 1: MOBILITÄT - geändert hat sich _____
_____

Modul 2: KOGNITIVE UND KOMMUNIKATIVE FÄHIGKEITEN - geändert hat sich _____
_____
_____

Modul 3: VERHALTENSWEISEN UND PSYCHISCHE PROBLEME - geändert hat sich _____
_____
_____

Modul 4: SELBSTVERSORGUNG UND KONTINENZ - geändert hat sich _____
_____

Modul 5: SELBSTSTÄNDIGER UMGANG MIT KRANKHEITEN & THERAPIEN - geändert hat sich _____
_____

Modul 6: ALLTAGSLEBEN & SOZIALE KONTAKTE - geändert hat sich _____
_____

Erinnerungstherapie-Protokoll:
Verbrachte Zeit: _____
Ich habe erzählt ___ Wir haben ein Gespräch geführt ___
Wir haben zusammen gespielt: Würfelspiel ___ Kartenspiel ___ Kreuzworträtsel ___
eigener Eintrag _____
Ich habe erinnert/aktiviert an (Familie, Partner, Freund...) _____

Wie weit liegen die Erinnerungen zurück? _____

Ich habe mit Bildern/Filmen erinnert an _____

Ich habe durch Vorlesen erinnert an _____

Ich habe mit Musik erinnert an _____

Ich habe animiert zu (Bild malen/Lied singen/Bewegungen/Sport...) _____
_____

Erinnerungen an den gestrigen Tag ___ JA ___ NEIN ___ TEILWEISE
Gefühlsausdruck heute ___ GUT DRAUF ___ GEHT SO ___ GEREITZT
Wünsche _____
Veränderungen _____
Eigene Angaben _____
_____

Datum: _____ Pflegetagebuch-Eintrag:
Was hat sich in den Modulen geändert?

Modul 1: MOBILITÄT - geändert hat sich _____
_____
_____

Modul 2: KOGNITIVE UND KOMMUNIKATIVE FÄHIGKEITEN - geändert hat sich _____
_____
_____
_____

Modul 3: VERHALTENSWEISEN UND PSYCHISCHE PROBLEME - geändert hat sich _____
_____
_____

Modul 4: SELBSTVERSORGUNG UND KONTINENZ - geändert hat sich _____
_____
_____

Modul 5: SELBSTSTÄNDIGER UMGANG MIT KRANKHEITEN & THERAPIEN - geändert hat sich ___
_____
_____

Modul 6: ALLTAGSLEBEN & SOZIALE KONTAKTE - geändert hat sich _____
_____
_____

Erinnerungstherapie-Protokoll:
Verbrachte Zeit: _____
Ich habe erzählt ___ Wir haben ein Gespräch geführt ___
Wir haben zusammen gespielt: Würfelspiel ___ Kartenspiel ___ Kreuzworträtsel ___
eigener Eintrag _____
Ich habe erinnert/aktiviert an (Familie, Partner, Freund...) _____
_____
Wie weit liegen die Erinnerungen zurück? _____
_____
Ich habe mit Bildern/Filmen erinnert an _____
_____
Ich habe durch Vorlesen erinnert an _____
_____
Ich habe mit Musik erinnert an _____
_____
Ich habe animiert zu (Bild malen/Lied singen/Bewegungen/Sport...) _____
_____

Erinnerungen an den gestrigen Tag ___ JA ___ NEIN ___ TEILWEISE
Gefühlsausdruck heute ___ GUT DRAUF ___ GEHT SO ___ GEREITZT
Wünsche _____
Veränderungen _____
Eigene Angaben _____
_____
_____

Abschluss-Protokoll - Datum:

Modul 1: Mobilität

Wie oft oder wie lange benötigen Sie Hilfe?

	selbstständig	überwiegend selbstständig	überwiegend unselbstständig	unselbstständig	Anmerkungen
Positionswechsel im Bett					
Stabil sitzen					
Umsetzen					
Bewegung in der Wohnung					
Treppensteigen					

Modul 2: Kognitive und kommunikative Fähigkeiten

	Fähigkeit vorhanden	Fähigkeit größtenteils vorhanden	Fähigkeit gering vorhanden	Fähigkeit nicht vorhanden	Anmerkungen
Erkennen von bekannten Personen					
Räumliche Orientierung					
Zeitliche Orientierung					
Erinnern an wichtige Ereignisse					
Mehrschrittige Alltagshandlungen					
Entscheidungen treffen					
Informationen verstehen					
Gefahren erkennen					
Bedürfnisse mitteilen					
Aufforderungen verstehen					
Gespräche führen					

Notizen

Modul 3: Verhaltensweisen und psychische Problemlagen

Pflege	Nie oder sehr selten	Selten (wöchentlich)	Häufig (2-3x/Woche)	Täglich	Anmerkungen
Motorische Auffälligkeiten (z.B. Rastlos sein)					
Nächtliche Unruhe					
Selbstschädigendes Verhalten (z. B. sich kratzen)					
Beschädigen von Dingen					
Psychisch aggressives Verhalten gegenüber Anderen					
Verbal aggressives Verhalten gegenüber Anderen					
Andere verbale Auffälligkeiten					
Abwehr pflegerischer Maßnahmen					
Wahnvorstellungen					
Ängste					
Antriebslosigkeit oder Depression					
Sozial unangemessenes Verhalten					
Sonstiges pflegerelevantes unangemessenes Verhalten					

Notizen

Modul 4: Selbstversorgung & Kontinenz

Pflege	selbstständig	überwiegend selbstständig	überwiegend unselbstständig	unselbstständig	Anmerkungen
Oberkörper vorne waschen					
Kopf waschen					
Intimbereich waschen					
Duschen/Baden inkl. Haare					
Oberkörper an- und auskleiden					
Unterkörper an- und auskleiden					
Essen und Trinken mundgerecht zerteilen bzw. eingießen					
Essen richtig einnehmen					
Trinken richtig einnehmen					
Toilette benutzen					
Mit Harninkontinenz umgehen (z. B. Urinbeutel leeren)					
Mit Stuhlinkontinenz umgehen (z. B. Stoma versorgen)					
Umgang mit der Sonde					

Kontinenz	überwiegend inkontinent	komplett inkontinent
Urin		
Stuhl		

Notizen

Modul 5: Selbstständiger Umgang mit Krankheiten & Therapien

Pflege	selbstständig	Hilfe nötig pro Woche	Hilfe nötig pro Monat	Anmerkungen
Medikamente nehmen				
Injektionen				
intravenöse Zugänge				
Absaugen und Sauerstoffgabe				
Kälte- und Wärmeanwendungen und Einreiben				
Messen und deuten von Körperzuständen				
Körpernahe Hilfsmittel				
Verbandswechsel				
Versorgung mit Stoma				
Einmalkatheter und Abführmittel				
Häusliche Therapiemaßnahmen				
Zeit- und technikintensive Maßnahmen				
Arztbesuche bewältigen				
Therapeutenbesuche bewältigen				
Lange Besuche bei Arzt oder Therapeut (ab 3 Stunden)				
Diät oder andere Vorschriften einhalten				

Notizen

Modul 6: Alltagsleben und soziale Kontakte

	selbstständig	überwiegend selbstständig	überwiegend unselbstständig	unselbstständig	Anmerkungen
Tagesablauf gestalten					
Ruhen und schlafen					
Sich beschäftigen					
Pläne machen					
Interaktion mit nahestehenden Personen					
Interaktion mit nahestehenden Personen					
Interaktion mit anderen Personen					

Erinnerungstherapie-Protokoll:

Verbrachte Zeit: _____

Ich habe erzählt ___ Wir haben ein Gespräch geführt ___

Wir haben zusammen gespielt: Würfelspiel ___ Kartenspiel ___ Kreuzworträtsel ___

eigener Eintrag _____

Ich habe erinnert/aktiviert an (Familie, Partner, Freund...) _____

_____

Wie weit liegen die Erinnerungen zurück? _____

_____

Ich habe mit Bildern/Filmen erinnert an _____

_____

Ich habe durch Vorlesen erinnert an _____

_____

Ich habe mit Musik erinnert an _____

_____

Ich habe animiert zu (Bild malen/Lied singen/Bewegungen/Sport...) _____

_____

_____

Erinnerungen an den gestrigen Tag ___ JA ___ NEIN ___ TEILWEISE

Gefühlsausdruck heute ___ GUT DRAUF ___ GEHT SO ___ GEREITZT

Wünsche _____

Veränderungen _____

Bemerkungen:

Wir wünschen eine gute Gesundheit und alles Gute!

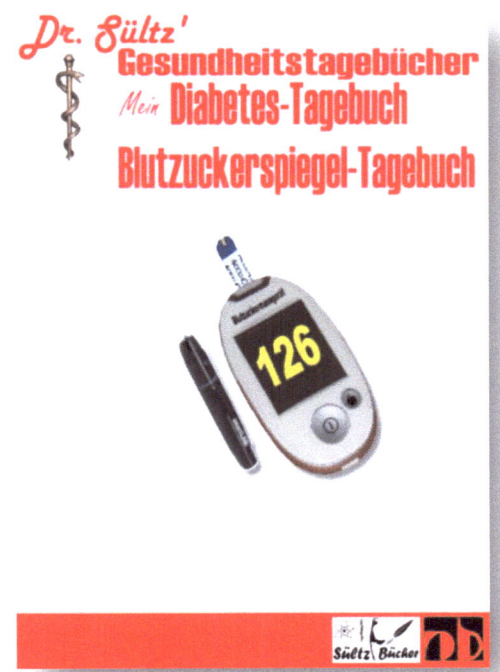

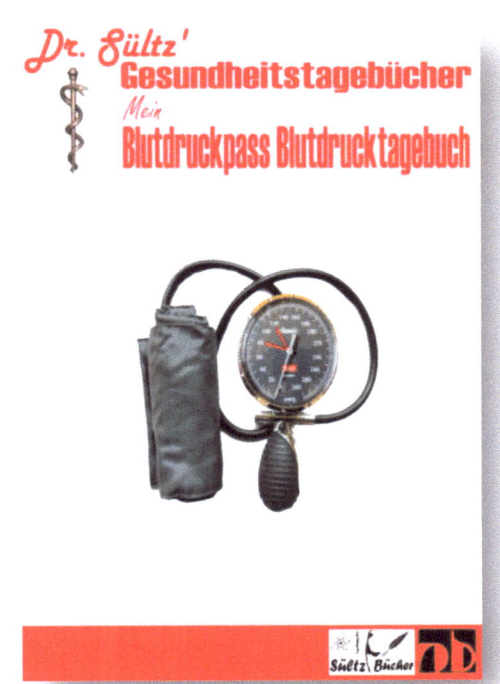

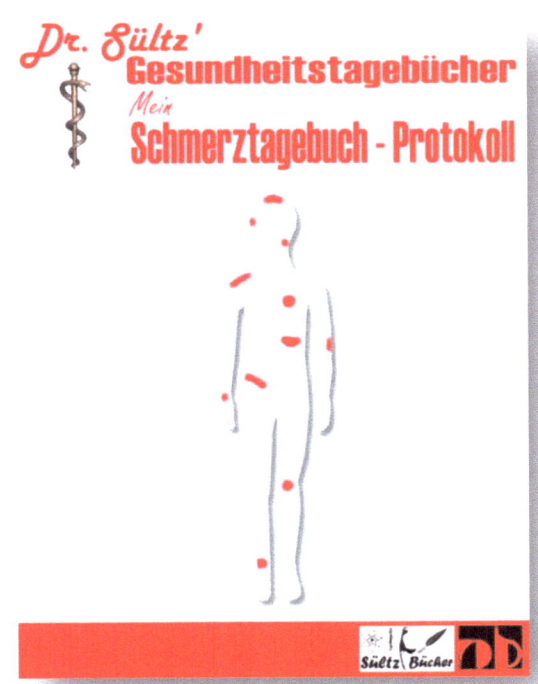

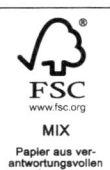